灾害医学救援装备丛书

灾害医学救援
装备导论

主　编　王运斗
副主编　高树田　王亚鹏　赵　欣

科学出版社

北　京

内 容 简 介

  本书是"灾害医学救援装备丛书"之一,以灾害医学救援面临的形势为切入点,从灾害医学救援装备顶层设计和全系列丛书开篇导引的角度,对灾害医学救援装备的概念、分类、体系、论证、研制、模块化与集成化、效能评估、管理及标准化等方面做了系统论述。

  本书内容实用,系统全面,既可为我国紧急医学救援及医学应急管理机构、科研院所、大专院校、应急培训机构等提供参考,也可作为本科生和研究生的教学参考书目。

图书在版编目(CIP)数据

灾害医学救援装备导论 / 王运斗主编. -- 北京: 科学出版社,2019.10
(灾害医学救援装备丛书)
 ISBN 978-7-03-062052-1

Ⅰ. ①灾⋯　Ⅱ. ①王⋯　Ⅲ. ①灾害 – 急救医疗 – 医疗器械
Ⅳ. ①R459.7②TH77

中国版本图书馆 CIP 数据核字(2019)第 163546 号

责任编辑:李　玫 / 责任校对:张林红
责任印制:赵　博 / 封面设计:吴朝洪

斜 学 出 版 社 出版

北京东黄城根北街 16 号
邮政编码: 100717
http://www.sciencep.com

天津文林印务有限公司印刷

科学出版社发行　各地新华书店经销

*

2019 年 10 月第 一 版　开本:720×1000　1/16
2019 年 10 月第一次印刷　印张:11 3/4
字数:220 000

定价:68.00 元
(如有印装质量问题,我社负责调换)

前　言

　　人类在不断进步发展的同时，无时无刻不在与灾害和灾难抗争。进入 21 世纪以来，随着全球经济一体化进程的加快，工业化和城市化的飞速发展，产业结构的变化及生态环境的改变等，使传统意义上的灾害已经向多元化发展。自然灾害、人为灾难、重大事故、公共卫生事件和恐怖袭击等重大突发事件已成为灾害的重要组成部分，其对人类的健康、生活、经济和社会稳定所产生的影响越来越大。

　　作为灾害医学救援的重要物质基础，灾害医学救援装备的发展已成为维护国家安全和民众健康的重要保证。近年来，国家和各级地方政府对灾害医学救援非常重视，系统、科学、有序地发展灾害医学救援装备，构建具有中国特色的灾害医学救援装备理论体系、技术体系和装备体系。同时，培养专业人才、培育产业基地、引领行业发展、促进产业升级、实现"产、学、研、医、检、用"有机结合，也成为灾害医学救援装备面临的核心挑战。目前，我国灾害医学救援装备仍存在体系不完善、装备不成套、标准不配套、运用欠科学等问题。

　　基于此，我们在多年从事灾害医学救援装备理论研究和装备研发经验的基础上，通过系统分析和论证，编撰了本系列丛书。本系列丛书分别从灾害医学救援装备顶层设计和总体论证、现场急救、伤病员运送、野外移动医疗、综合救治与保障、核生化灾害救援及空中医学救援等方面对灾害医学救援装备进行全面、系统的介绍，在内容上立足于实用，受众面广，既可为我国紧急医学救援及医学应急管理机构、科研院所、大专院校、应急培训机构等提供参考，也可作为本科生和研究生的教学参考书目。读者可根据需要选读分册。

　　本书的编撰得到了中国人民解放军军事科学院系统工程研究院卫勤保障技术研究所和中国医学救援协会相关专家的大力支持，在此一并致谢！

　　由于编者水平有限，加之分析问题的角度可能尚需商榷，敬请同行批评指正，以便再版时修订。

王运斗　研究员

2019 年 1 月

目　　录

第一章

绪 论

第一节 概 述

一、灾害及分类

灾害是一种自然或人为的状况或事件，是能够给人类生命、财产和生存环境造成破坏的各类突发情况的总称。灾害的分类方法很多，一般分为自然灾害、事故灾难、社会安全事件和突发公共卫生事件 4 类。

（一）自然灾害

自然灾害是指给人类生存带来危害或损害人类生存环境的自然现象，包括干旱、高温、低温、寒潮、洪涝、山洪、台风、龙卷风、冰雹、霜冻、暴雨、暴雪、沙尘暴、雷电等气象灾害；火山喷发、地震、山体崩塌、滑坡、泥石流等地质灾害；风暴潮、海啸等海洋灾害；森林草原火灾和重大生物灾害等。

（二）事故灾难

事故灾难是在人们生产、生活过程中发生的，直接由人的生产、生活活动引发的，违反人们意志的、迫使活动暂时或永久停止，并且造成大量的人员伤亡、经济损失或环境污染的意外事件。按照事故原因划分，一般包括物体打击事故、车辆交通事故、机械伤害事故、起重伤害事故、触电事故、火灾事故、淹溺事故、高处坠落事故、坍塌事故、透水事故、危化品事故、核泄漏事故、火药爆炸事故、瓦斯爆炸事故、锅炉爆炸事故、容器爆炸事故、其他爆炸事故、中毒和窒息事故及其他伤害事故等。

（三）社会安全事件

社会安全事件是指对社会和国家稳定与发展造成巨大影响的，涉及经济方面、政治方面和社会方面的各种突发性的群体性事件。

社会安全事件类型较多，政治突发事件、政局动荡和战争会造成投资失败、设备损毁、撤离疏散困难、人员伤亡等危险；恐怖袭击事件会造成人员遭绑架或劫持及生产设施遭到破坏，甚至人员伤亡和重要设施损毁的危险；群体性事件会造成具有重大社会影响的危险；火工品被盗或丢失会造成具有重大社会影响的社会治安事件的危险；网络与信息事件会造成系统瘫痪、信息破坏、损害集体或个体声誉及不利于社会影响的危险；公共场所和文化活动突发事件会造成人员在火灾中灼伤、踩踏事件的危险；新闻媒体事件会造成集体或个体形象受损的风险等。

（四）突发公共卫生事件

突发公共卫生事件是指突然发生，造成或可能造成社会公众健康严重损害的重大传染病疫情、群体性不明原因疾病、重大食物和职业中毒及其他严重影响公众健康的事件。重大传染病不仅是指甲类传染病，乙类与丙类传染病暴发或多例死亡、罕见的或已消灭的传染病、临床及病原学特点与原有疾病特征明显异常的疾病、新出现传染病的疑似病例等均包含其中。突发性公共卫生事件的分类方法有多种，按发生原因通常可分为以下几类。

1. **生物病原体所致疾病**　主要指传染病（包括人畜共患传染病）、寄生虫病、地方病的区域性流行、暴发流行或出现死亡，预防接种或预防服药后出现群体性异常反应、群体性医院感染等。

2. **食物中毒事件**　是指人摄入了含有生物性、化学性有毒有害物质后或把有毒有害物质当作食物摄入后所出现的非传染性的急性或亚急性疾病，属于食源性疾病的范畴。

3. **有毒有害因素污染造成的群体中毒、出现中毒死亡或危害**　这类公共卫生事件是由污染所致，如水体污染、大气污染、放射污染等，因而波及范围极广。

4. **灾后疫情**　自然灾害如地震、火山爆发、泥石流、台风、洪涝等的突然袭击，会在顷刻间造成大量生命及财产的损失、生产停顿、物质短缺，使灾民无家可归，带来严重的、包括社会心理因素在内的诸多公共卫生问题，从而引发多种疾病，特别是传染性疾病的发生和流行。

5. **不明原因引起的群体发病或死亡**　此类事件原因不明，但危害通常较前几类要严重得多，公众缺乏相应的防护和治疗知识，日常也没有针对此类事件的特定的监测预警系统，常造成严重的后果，在控制上也有很大的难度。

二、灾害医学救援

（一）救援

救援是一项涉及自然与社会、技术与工程的，内容广泛的综合性工作，包括搜救、现场救援及医学救援 3 个部分。人们对"救援"的理解有 4 种。①紧急救援（emergency assistance）：指紧急或急需的帮助；②搜索与营救（search and rescue）：

指发生灾害后为拯救生命而进行的行动，最初是指发现和拯救因地震灾害造成的建筑物倒塌而受困的幸存者，多用于地震灾害的救援，其任务是"定位、救出伤病员和为稳定伤情而采取必要的医疗措施"；③灾害救援（disaster relief）："relief"有减轻、救济的含义，如日本救援队就采用了这种名称，主要在执行国际援助任务时采用；④急救医疗（emergency medical service，EMS）：指危重急症、灾难事故的急救过程。大多数人将其理解为医院内急诊，事实上，无论哪种救援行动，都需要急救医疗的支持。

（二）医学救援

医学救援是指运用现代医学手段使受困对象脱离灾难或危险，得到医学救护的活动，是灾害救援中不可缺少的一部分。医学救援以"大救援"理念为指导，最大限度地发挥医学在救援行动中的作用。

（三）灾害医学救援

灾害医学救援是指对因突发事件受伤的人员，按照时效救治的理论和原则，组织并实施的医疗救治活动。灾害医学救援体系是实施灾害医疗救援的基本平台。发达国家把灾害医学救援分为两个层次：一层是基本生命支持，由受过急救技能专业训练、取得急救证书的人员及急救技士完成。其主要工作是实施急救技术，如胸外按摩、人工呼吸、止血包扎等。另一层是高级生命支持，由急救医生及高级急救技士完成。其主要工作是实施用药治疗和人体侵入性治疗等。灾害医学救援的目的是把突发事件对人的生命、健康的伤害降低到最低程度；它不是临时抢救某一患者，而是针对突发、伤情复杂、严重的集体性伤害的救援行动。

（四）灾害医学救援的发展阶段

灾害医学救援是现代急救医学发展的必然产物，随着社会的飞速发展，出现了越来越多的医院外突发的危重急症和意外伤害事故，灾害医学救援由急救医学和灾难医学有机结合而成。

灾害医学救援的发展经历了现场救护、分科救治、灾难医学、急诊医学、救援医学等一系列过程，也是从微观到宏观的过程，是急诊（救）医学发展的新阶段。

1. 第一阶段　20 世纪 70 年代以前。这一阶段属于现场救护和分科救治阶段，虽然对伤病员的紧急救治已有很长的历史，但是急救医疗工作尚不规范，通常是单个医生或各个临床科室各自进行的，之后才将各专科急诊汇在一起。在这一阶段后期，急救医疗工作已经开始，各种急救技术有了较大发展，为急诊（救）医学的学科发展奠定了基础。这一阶段的标志是心肺复苏（CPR）三大基本技术的建立，即 1956 年 Zoll 应用胸外除颤获得成功、1958 年 Peter Safar 开始推广口对口人工呼吸及 1960 年 William Kouwenhoven 应用胸外按压建立人工循环。

2. 第二阶段　20 世纪 70 年代至 20 世纪末。这一阶段属于灾难医学和急诊医学发展和确立的阶段，急诊医学成为一个独立的学科，急救医疗服务体系逐步建立起来。例如，美国于 1973 年由国会通过了"急救医疗服务体系"法案，1976 年完成立法程序，形成了全国性的急救医疗网络。我国在 20 世纪 80 年代初也逐步引进急诊医疗服务体系。这一阶段的标志是 1979 年急诊医学成为一门独立的专业，此后急救医疗服务体系逐步建立。

3. 第三阶段　20 世纪末至今。20 世纪 80~90 年代，救援医学的创始人李宗浩教授明确地提出救援医学的理念，并相继撰写多部著作。这一阶段急诊（救）医学进入了救援医学的新阶段，由于出现了生物医学高科技飞速发展和人类生存环境持续恶化的矛盾局面，特别是"9·11"事件、非典疫情、禽流感和印尼海啸等突发事件的发生，催生了灾害医学救援理念的发展。这一阶段的标志是 20 世纪末急诊（救）医学进入以应对突发事件为主要目的的灾害医学救援阶段。

第二节　灾害医学救援面临的形势

一、自然灾害医学救援形势紧迫

我国是自然灾害多发国家，尤以大气圈和水圈灾害为重，自古有之。据史料记载，从西汉至南北朝这 785 年中，共发生水灾 162 次，平均每 4.8 年 1 次；旱灾共 179 次，平均每 4.3 年 1 次；风灾 50 次，平均每 15.7 年 1 次；蝗灾 87 次（其中螟灾 7 次），平均每 9 年 1 次；雹灾 52 次，平均每 15 年 1 次；霜灾 24 次，雪灾 15 次，冰灾 1 次；地震 241 次，平均每 3.2 年 1 次；人类瘟疫 46 次，疯牛病 5 次。平均每年洪涝灾害的受灾面积为 1000 多万公顷，成灾面积在 500 万公顷以上，主要集中在夏秋两季；干旱的受灾面积达 2000 多万公顷，成灾面积约 1000 万公顷，多发生在春秋两季；每年台风登陆约 7 次，主要集中在东南沿海一带；风暴潮是对我国威胁最大的海洋灾害，历史上最严重的一次风暴潮曾夺去 10 多万人的生命；沙尘暴、冰雹、暴风雪、低温冻害等其他灾害的损失也相当严重。

我国也是地震多发国家，早在公元前，中国古人就开始了对地震的记载。例如，公元前 70 年，在山东的诸城昌乐一带发生了 7 级大地震，当时的《汉书·五行志》中记载"宣帝本始四年四月壬寅地震，河南以东四十九郡，北海琅琊坏祖宗庙城郭，杀六千余人"。公元 143 年 10 月后，在甘肃甘谷西发生了 7 级地震，伤亡惨重，在《后汉书·五行志》中记载"建康元年正月，凉州部郡六地震，从去年九月以来至四月，凡百八十地震，山谷饷裂，坏败城寺，伤害人物"。公元 180 年秋，甘肃高台西发生了 7.5 级地震，损害极大，根据《后汉书·灵帝纪》记载"灵帝光和三年秋-四年春酒泉表氏地百八十动，涌水出，城中官寺民舍皆顿，县易处，更筑城郭"。

1949 年以来，因地震死亡近 30 万人，伤残近百万人，倒塌房屋 1000 多万间，其中，1976 年唐山发生震惊世界的 7.8 级强烈地震，造成 24.2 万人死亡，16.4 万人伤残。全国崩塌、滑坡、泥石流灾害点有 41 万多处，每年因灾死亡近千人。

　　据统计，近 10 年来，我国每年自然灾害造成的经济损失在 1000 亿元以上，常年受灾人口达 2 亿人次。据民政部发布的全国自然灾害基本情况，2015 年各类自然灾害共造成全国 18 620.3 万人次受灾，819 人死亡，148 人失踪，644.4 万人次紧急转移安置，181.7 万人次需要紧急生活救助，24.8 万间房屋倒塌，250.5 万间房屋不同程度损坏，农作物受灾面积 21 769.8 千公顷，其中绝收 2232.7 千公顷，直接经济损失 2704.1 亿元。2016 年，我国自然灾害以洪涝、台风、风雹和地质灾害为主，旱灾、地震、低温冷冻、雪灾和森林火灾等灾害也均有不同程度的发生，各类自然灾害共造成全国近 1.9 亿人次受灾，1432 人因灾死亡，274 人失踪，1608 人因灾住院治疗，910.1 万人次紧急转移安置，353.8 万人次需要紧急生活救助；52.1 万间房屋倒塌，334 万间房屋不同程度损坏；农作物受灾面积 2622 万公顷，其中绝收 290 万公顷；直接经济损失 5032.9 亿元。2017 年，我国自然灾害以地震和地质灾害为主，干旱、洪涝、风雹、低温冷冻、雪灾和森林火灾等灾害也有不同程度的发生，各类自然灾害共造成全国 195.6 万人次受灾，32 人死亡，39 人因灾住院救治，1.6 万人次紧急转移安置，6800 余人次需要紧急生活救助，1300 余间房屋倒塌，11 万间房屋不同程度损坏，农作物受灾面积 111 千公顷，其中绝收 4 千公顷，直接经济损失 18.7 亿元。总体来看，我国每年各类自然灾害均有发生，损失较大，形势严峻，已成为关乎民生的重大问题。特别让我们感到痛心的是 2008 年的四川 "5·12" 汶川大地震，死亡人数达 6 万多人，受伤 40 多万人，失踪近 2 万人。由于当地地理及气候环境复杂，地震造成山体滑坡、道路堵塞给救援造成极大困难，部分伤员伤死的主要原因是救治不及时或装备不实用。在地震发生初期，因交通损毁严重而使得大型医疗设备无法到达现场，又缺乏携行装备，因此导致的死伤数量很大。

　　为有效抵御各类灾害的威胁，我国正不断加强公共安全保障措施，并取得了显著的成效。但是，目前我国的灾害医学救援装备还处于体系不健全和装备集成化、系列化程度低的状态，缺乏快速反应能力。灾害突如其来时，只能临时筹组拼凑，技术和功能在短时间难以实现有效的整合，往往容易贻误救灾的黄金时间，造成的直接和间接损失不可估量。这些事故和灾害带来的惨痛教训再一次提示我们，必须加强灾害救援装备长远建设，提高整体综合保障能力，以适应国民经济、社会发展的紧迫需求。

二、突发公共卫生事件此起彼伏

　　突发性公共卫生事件主要包括重大传染病疫情、不明原因疾病、重大食物中毒和重大职业中毒等，均与人类的生命健康息息相关。

（一）人类一直和各种传染病相伴而生

人类历史上曾发生过 3 次致命瘟疫，包括自 2400 多年前至 19 世纪中后期的第一次瘟疫流行，19 世纪末至 20 世纪初的第二次瘟疫流行，20 世纪中期至 21 世纪初的第三次瘟疫流行。而且致病的细菌和病毒的种类在不断变异和增加，如 20 世纪 70 年代在苏丹和刚果民主共和国曾流行过埃博拉出血热，不少人因此被夺去了生命；2000 年 10 月 14 日在乌干达北部的古卢地区又突发了埃博拉出血热，由于其传染性强，病死率高达 40%～80%。1918 年全球流行的 H_1N_1 型西班牙流感所造成的灾难是流感流行史上最严重的一次，也是历史上死亡人数最多的一次瘟疫，估计全世界患病人数在 5 亿以上，发病率为 20%～40%，死亡人数达 4000 多万，比第一次世界大战战亡总人数还多。其死亡率呈"W"形，死亡群体主要为 70 岁以上老年人、20～40 岁青壮年和 5 岁以下儿童，以青壮年为主，世界各国的平均死亡率为人口的 5.8‰。2009 年，该型流感病毒又一次肆虐全球，据世界卫生组织称，截至 2009 年 11 月 28 日，全球甲型流感患病人数达 7 亿多人，死亡近 8000 人。2003 年暴发的传染性非典型性肺炎（SARS）对全球的公共卫生安全是一次非常严峻的挑战。根据新华社和世界卫生组织的统计，截至 2003 年 7 月 1 日，全球超过 30 个国家和地区发生了疫情，8096 人受到感染，其中 774 人死亡。我国是受此次疫情影响最严重的国家，仅仅几个月的时间里，在全国范围内有 7429 人受到 SARS 感染，约占全世界累计感染病例的 91.7%；其中 685 人死亡，约占全世界累计死亡病例的 88.5%。自 SARS 疫情发生后，各类突发公共卫生事件频频出现，很多已销声匿迹的传染病又死灰复燃。例如，埃博拉疫情于 1976 年在扎伊尔和苏丹第一次暴发，共有 603 个感染案例，其中 431 人死亡。事隔 3 年（1979 年），埃博拉病毒又肆虐苏丹，死亡惨重。经过两次"暴行"后，埃博拉病毒神秘地销声匿迹 15 年，消失得无影无踪。然而，1995 年 1 月起在扎伊尔及 1996 年 2 月起在加蓬又暴发流行，其中在扎伊尔基奎特市发病 316 例，死亡 245 例，病死率达 77.5%；在加蓬奥果韦伊温多发病 46 例，死亡 31 例，病死率达 67.4%。2014 年该类疫情又一次肆虐非洲。截至 2014 年 9 月 26 日，全球因感染埃博拉病毒死亡的人数已经超过 3000 人。

（二）重大投毒事件和职业中毒事件呈上升趋势

据近年来的统计数字，我国职业病病例数一直居高不下，每年均超过 1 万例；其中以 2009 年、2010 年为分界线，2005～2008 年，职业病发病总数较平稳，维持在 12 000～14 000 例，2008～2010 年职业病发病总数明显升高，2010～2014 年职业病总数较平稳，维持在 26 000 例以上。2002 年南京市汤山镇汤山中学附近发生 200 多人食物中毒事件。类似事件在全球时有发生，这种状况导致的防护任务非常繁重，应该早做准备，未雨绸缪。

三、反恐医学救援迫在眉睫

国际恐怖活动是当前和今后一段时间内影响国际安全的最大威胁之一。恐怖袭击是恐怖主义的具体表现，一般指极端分子针对但不仅限于平民及民用设施，使用暴力或暴力威胁方式，特别是用谋杀、绑架或爆炸等攻击方式来实现其政治目的或是强迫政府做某些事。第一部对恐怖主义行为明确规定的成文法是《防止和惩治恐怖主义公约》，其规定"恐怖行为是指个人、团体带有强烈的反对国家政权的目的，并直接制造社会恐怖的犯罪行为"。1974 年英国制定的《防止恐怖主义法》认定的恐怖主义犯罪如下："为达到政治目的而使用暴力手段的行为。"美国政府对恐怖主义进行官方界定："恐怖组织或恐怖分子带有政治目的并事先计划，对国家机构或者社会公众等实施的暴力行为。"该定义不仅考虑了主观目的，同时将客观行为也纳入恐怖主义犯罪的定义中。《俄罗斯联邦反恐怖主义法》认定："恐怖组织或恐怖分子具有破坏社会安定，屠杀无辜社会公众，或强迫国家机关答应其不合法的政治、经济、其他要求的主观目的；其为使用或威胁使用暴力手段，消灭社会财产、剥夺无辜民众生命的行为。"欧盟《反对恐怖主义法案》这样定义恐怖主义："个人或者组织对国家权力机构、具有象征意义的机构甚至无辜民众进行威胁、破坏甚至消灭一切正常国家运行机制的行为。"我国在 2011 年《全国人民代表大会常务委员会关于加强反恐怖工作有关问题的决定》（以下简称《反恐决定》）中第 2 条规定了恐怖主义活动的概念，指出其目的是制造社会恐慌、胁迫国家政权机关、国际社会组织；手段是暴力、破坏、威胁恐吓等；客观行为是造成人员伤亡、社会财产损失、破坏社会稳定等的暴力恐怖行为，包括煽动、资助或者以其他方式协助实施恐怖活动的行为。

中国是恐怖主义的受害国，"东突厥斯坦"恐怖势力严重危害中国各族人民群众的生命财产安全和社会稳定。2002 年 9 月 11 日，联合国安理会根据中国、美国、阿富汗、吉尔吉斯斯坦等国的共同要求，正式将"东突厥斯坦伊斯兰运动"列入其颁布的恐怖组织名单。恐怖组织一种很重要的袭击方式就是针对重要公共安全设施实施爆炸活动，而且其袭击的范围和方式有扩大的趋势，包括进行核生化袭击和袭击医学核生化试验设施等。恐怖主义组织为了达到其政治目的，最常用的手段是制造爆炸事件和使用暴力进行突然袭击。例如， 1995 年 4 月 19 日，美国中南部地区俄克拉荷马州首府俄克拉荷马城被炸，造成 165 人丧生，400 多人受伤；1998 年 8 月 7 日，美国驻肯尼亚和坦桑尼亚大使馆前发生爆炸事件，造成 224 人死亡，数千人受伤；2000 年 10 月 12 日，美国"科尔"号巡洋舰在也门亚登港口加油时遭恐怖分子暴力袭击，17 名美国海员丧生。同时，由于众多的民族问题、宗教问题、种族问题及社会历史遗留问题而引发的恐怖活动也时有发生。据统计，每年世界上有 50%以上的恐怖活动是用爆炸方式进行的。

最近几年，以爆炸和暴力袭击为主的重大恐怖活动犯罪事件在我国境内也有发生，达数十起。其中影响较大的案件有 2009 年乌鲁木齐的"7•5"事件，2012 年的"2•28"喀什暴力事件。2013 年的"3•8"库尔勒袭击事件， 2013 年的"4•23"新疆巴楚砍杀民警事件，2013 年的"10•28"北京天安门吉普车冲撞焚烧事件，2014 年"4•30"乌鲁木齐火车南站恐怖袭击爆炸案， 2014 年"5•22"事件，乌鲁木齐两辆无牌汽车在街上冲撞人群， 2014 年"7•28"新疆莎车暴恐袭击镇政府和派出所及平民的事件。

劫机事件是世界各国共同声讨的恐怖主义行径。由于劫机犯罪对于飞机上的乘客及地面人员的人身和财产安全威胁极大，因此，各国对于劫机分子都毫不手软。尽管国际社会努力加强防范，但是有 70 多年历史的劫机犯罪却呈现越来越严重的趋势。1931 年 2 月，第一次劫机在秘鲁发生。1948 年 7 月，有史以来亚洲发生第一次劫机事件，一架国泰航空公司的飞机由澳门飞往香港，被 4 名乘客劫持，驾驶员和副驾驶员被杀，飞机坠毁在海中，25 人死亡。1974 年 9 月，越南航空公司的飞机被一名手持两枚手榴弹的人劫持，劫机者引爆了手榴弹，飞机坠毁，机上 70 人全部遇难。1986 年 9 月 5 日，美国泛美航空公司一架搭载了 400 名乘客的巨型客机遭到了劫持，美国安全部门进行解救，共有 22 人死亡。1990 年 11 月 2 日，中国厦门航空公司的一架波音 737 客机，自厦门飞往广州途中被歹徒劫持，在广州白云机场降落时撞坏了停机坪上的两架飞机，造成 128 人死亡。在美国发生的"9•11"惨案中，劫机犯罪更是到了登峰造极的地步，恐怖分子劫持了 4 架飞机，并作为自杀性的攻击武器，向美国主要的政治、军事、经济目标进行攻击，在短短的一个小时内，号称纽约标志的世界贸易中心双子大厦轰然倒塌，两座 110 层 417 米高的摩天大楼灰飞烟灭。与此同时，美国首都华盛顿也遭受了美国建国以来最大规模的恐怖袭击，美国军队的核心——美国五角大楼遭飞机撞击后，其中一角残缺不全，还有一架飞机在匹兹堡附近坠毁。这次发生在美国的骇人听闻的恐怖活动充分说明，劫机犯罪已成为恐怖组织制造恐怖活动的主要方式。

核生化恐怖是指国家、组织或个人通过直接使用核生化武器，散布放射性物质、生物制剂和化学有毒有害物质，破坏核、化学及生物制剂相关设施或采取上述行动来达成某种政治或经济目的的暴力或暴力威胁行为。它是恐怖活动的一种特殊而又危险的形式，是恐怖主义发展到一定历史阶段的产物。随着国际恐怖主义日益猖獗，以及核生化武器和技术的扩散，一些恐怖组织已获取并掌握核生化武器或技术，核生化恐怖初显端倪，并有进一步发展之势。据不完全统计，全世界多个恐怖组织中，大多数具备化学恐怖能力，有些恐怖组织甚至还具备实施核恐怖和生物恐怖的能力，核生化恐怖已成为当今世界国家安全的重要威胁因素。核生化恐怖具体有三种形式：一是直接使用核生化武器或散布核生化有毒有害物质。这是一种直接的方式，其基本条件是恐怖组织拥有一定的核生化武器及物质的研制能力。二是破坏核生化相关设施，以产生核生化危害后果。这是一种间接方式，只要恐怖组织有破坏核生化相关设施的实力，都能进行此种形式的核生化恐怖。三是威胁使用核生化武器或有毒有害物质，或对核生化相关设施实施破坏。此种形式能产生巨大的社会恐慌，也是一种不可忽视的核生化恐怖袭击类型。例如，1995 年 3 月 18 日，"奥姆真理教"信徒们把沙林混合液注入特制的尼龙聚乙烯袋子里，共 11 个袋子，每袋装沙林600g，准备发动恐怖袭击。3 月 20 日，邪教组织头目村井和信徒共 11 名，于早晨 8时在日比谷线、丸之内线、千代田线 3 条地铁列车车厢和多个车站内施放沙林毒气。从 8 时 6 分开始，众多乘客突然受到不明气体的刺激，出现瞳孔缩小、咳嗽、头晕及呼吸困难，重者眼前发黑、呕吐、晕倒。在这起事件中，中毒者 5000 余例，住院治疗 1000 余例，分别安置在 105 家医院，其中严重中毒 37 例，危重 16 例，死亡 12 例。再如，2001 年美国发生的炭疽粉末生物恐怖事件，导致 22 人感染、5 人死亡，仅接受预防性治疗的就达 3 万多人，造成的经济损失无法估计。

综上所述，面对严峻复杂的防恐、反恐形势，防护压力巨大，任务也非常繁重，要求我们必要有军民通用的、高效的，可用于食品、水、人员和伤员的系列防疫防护装备。

四、院前急救形势不容乐观

院前急救水平体现了一个国家、城市的卫生组织管理和医疗水平。我国经济不断发展，人民生活水平持续提高，继而对公共卫生保障和处理突发事件能力的需求越来越高，因此，院前急救的及时、有效作用与一个城市的民生和社会和谐息息相关。特别是近年来，突发意外事件和各种灾难频繁发生，使全国各城市的政府和医疗机构愈加关注急救医学的发展，尤其是院前急救。而以往对于院前急救的重视远远不及院内急诊和 ICU 的发展。在 20 世纪 50 年代初，中国院前急救体制是参照苏联的模式，在一些大中城市建立"急救站"，从事现场救护和患者转运工作。以北京市急救站为例，其雏形是设在市卫生局内的巡回医疗组、急救组，1955 年正式成立的北京市急救站直属市公共卫生局领导，为负责全市急救工作的机构。其主要任务是：① 负责全市急救工作的管理与指导，并掌握急诊工作情况；② 负责全市急诊病床的调配使用和病床使用情况的全面了解；③ 负责全市救护车的组织调配；④ 组织或担任临时性的救护和集体灾害等急救工作；⑤ 群众急救训练与宣传教育；⑥ 日常急救业务处置、外伤、中毒、急症、急产等。

1980 年 3 月，我国召开了中华人民共和国成立后第一次 10 个城市急救站工作会议，由国内长期从事急救工作的专家发起并得到卫生部主管部门的重视、支持。与会者分别是上海医疗救护大队、天津救护车调配站、广州市卫生局、北京市急救站、重庆市急救站、西安市急救站、杭州市急救站、哈尔滨市急救站、长春市急救站、南京市急救站。会议回顾了各地建立急救机构、开展日常急救业务、处理重大灾害事故等方面的经验、教训和存在的问题，成立了我国第一个急救医学学术团体——中国急救医学研究会。同年 10 月，卫生部正式颁发了中华人民共和国成立后第一个关于急救的文件——《关于加强城市急救工作的意见》。文件总结了中华人民共和国急救工作的基本状况，提出了适合中国国情发展的急救医学事业的原则，对促进急救事业的发展有重要作用。1985 年，北京市急救站联合北京协和医院、浙江医科大学等在杭州举行了城市急诊医学讨论会。1987 年 5 月，中华医学会全国急诊医学学会在杭州成立，至此，急诊医学作为一门独立的新学科正式成立。1987 年 11 月，由中华医学会急诊医学学会主办，召开了北京国际城市急救医学学术交流会。美国、法国、德国、日本、澳大利亚等国及国内专家参加了此次会议，分别就院前急救、危重症抢救和急救体制、空中救护等课题进行了学术交流。会议总结了经验，同时也推动了中国院前急救事业的发展。1988 年 3 月 25 日，由北京市政府投资 1500 万元建设大楼，意大利政府投资 800 万美元购买设备、救护车和进行技术骨干培训建立的全国第一家以院前为主兼顾院内的北京急救中心正式运行。自此，邮电部与卫生部正式批准的"120"全国统一的呼救电话号码开始启用。急救车由 1955 年华沙牌、美国吉普车等 10 辆，到 1988 年菲亚特 42 辆，再到 2004 年 103 辆（40 辆丰田、45 辆福田、16 辆雪佛兰、2 辆奔驰）。救护车根据车上配备的医疗仪器、设备的不同可分为抢救监护型救护车和普通转运型救护车，由医生担任出诊任务。

中国的院前急救在改革开放以前基本上是救护车转运服务，仅在几个中心城市以急救站的形式存在，形成了中国院前急救发展的第一阶段。从改革开放到 21 世纪初，中国的院前急救逐步形成了集独立型、院前型、依托型、指挥型为一体的运作模式，是院前急救的第二阶段。2003 年 SARS 疫情之后，中国的院前急救飞速发展，成为代表政府职能的，集医学急救、灾难救援、医疗保障、危重病监护转运等功能为一体的急救医疗服务体系，急救中心也向医疗紧急救援中心转变，标志着中国的院前急救进入了第三阶段。在我国行政部门的相关政策和资金支持下，医疗工作者及社会各界共同努力，相信中国的院前急救在不久的将来会达到或超过世界先进水平。目前，急救中心大多由政府主办，是专门从事院前急救的公益性非营利机构。院前急救的主要任务就是在患者送达医院前进行抢救治疗行为，无床位，急救医生随车出诊，按城市急救中心统一要求，以"就近、就急"为原则派发车辆，进行事发地抢救及送医。

在国外，从 20 世纪 60 年代开始，全球范围内尤其是欧美等先进国家就已经提出要加大力度发展急诊医学，特别是建立院前急救体系，完善急救系统。1966 年美国心脏协会提议对心肺复苏模拟人初步救生术进行普及，1973 年美国建立《加强急诊医疗法案》。据数据统计，到目前为止，美国超过 5000 万人已进行过该项训练。

就我国现状而言，急救中心建立和发展较好的地区依然是北京、上海、广州等一线发达城市，其无论是规模、设备和人员队伍均发展很快，几乎已达到世界先进水平，而大部分城市还依然停留在基础水平，只具有较日常的工作条件，设备更新相对慢，如急救车只配备急救箱、担架和氧气袋等基础物品，缺少心电监护机和呼吸机等现代化设备，甚至还有部分地区只有急救中心的名称，却没有真正地开展院前急救业务，更有小部分地区、县城尚未建立急救中心，院前急救体系依然是一项空白。随着我国近几年院前急救体系的迅速发展，多种管理模式已被广泛认可，如独立型的北京模式、院前型的上海模式、行政型的广州模式、依托型的重庆模式、消防结合的香港模式及联动型的苏州模式。六种院前急救模式各有各的优势，均是各省市根据本地区特点和发展趋势，在原有医疗体系前提下所形成的不同风格的管理模式，各有特色，也各有局限性。这往往导致急救标准不统一、工作缺乏规范性。在最初制订院前急救体制时符合并适应当时条件，但就长期发展而言，并不利于全国性急救事业的进一步发展和提高。现如今，我国参与院前急救的医务人员大多还是以医院或其他部门调入、医学院校分配和临时聘用或借用等人员为主，仍然尚未颁布具有统一、规范化的集中式院前急救医师相关培训和考核政策。而且院前急救工作人员在我国各大中小城市仍然匮乏，急救时间不确定、高峰出诊时间或院外出诊时间过长都能会导致工作人员缺乏，难以保证救治质量。

总体来讲，我国是一个发展中的人口大国，急救医学体系和装备体系不健全，可供院前使用的相关装备品种单一、性能落后，导致我国的院前急救成功率不到 1%，低于世界平均水平的 2%，而美国等发达国家已高达 7.4%，这与没有建立起一套有军队共同参与的院前急救体系、无法利用现有资源进行研究发展及院前急救装备发展滞后密切相关。而发达国家在这方面一直非常重视，可用的成熟产品多、性能好，尤其是一体化、集成化的灾害医学救援装备发展越来越快，为院前急救医学的快速发展奠定了重要的物质基础。我国院前急诊急救实际需求非常迫切，有近 2 万所县级以上医疗机构，其中三级医院有近 1000 所，二级医院有近 6000 所，各类医院每年处理的重症患者达千万名，其中大部分重症患者是由于院外创伤和突发心脑血管疾病，这些使得院前灾害医学救援装备的发展成为必然。

第三节　典型灾害对医学救援的影响

研究灾害对医学救援的影响是发展灾害医学救援装备的首要环节，直接关系到装备体系建设和系统发展，因此，本节主要探讨典型灾害条件下医学救援应面对和解决的问题。

一、典型自然灾害

（一）地震灾害

1. **突发性强，预测预警难度大**　地震预报一直是世界性难题，目前对绝大多数地震还不能做出临震预报。地震灾害的发生往往是瞬间即发的社会灾害，一次地震持续的时间往往仅数十秒，人们猝不及防，在短暂的时间内造成大量的房屋倒塌、人员伤亡。地震可以在数秒或者数十秒内摧毁一座文明的城市，其破坏性堪比一场核战争，如汶川地震就相当于几百颗原子弹当量的能量。事前有时并无明显的预兆，以致来不及逃避，瞬间造成大规模的灾害。

2. 伤亡数量大且在瞬间发生 地震在人毫无防范的瞬间发生，直接造成建筑物的坍塌和地貌变化、山体滑坡等，使人被掩埋、挤压、碰砸或窒息。1966～2008 年中国发生的 12 次大地震共造成 35.67 万人死亡，伤员达 135.22 万人。

3. 损伤以骨折为主，伤部以四肢居多 地震导致的损伤主要是外伤，占地震伤的 95%～98%。其中骨折发生率占全部损伤的 55%～64%，软组织伤占 12%～32%，其余为内脏和其他损伤。地震伤的损伤部位与地震时段有关。夜间地震，熟睡中的人对周围事物反应迟钝，伤亡一般比较大，以骨盆骨折、胸部骨折、脊柱骨折、膀胱破裂、挤压伤、大出血等多见。例如，唐山地震中，最主要的三种伤害分别是挤压综合征、骨盆骨折和损伤性截瘫。白昼地震，人员清醒，可能做出一定的应急反应，伤亡可能稍减，以四肢骨折、锁骨骨折、头颅外伤、脊柱骨折、挤压伤、大出血为主。

4. 疾病高发于抗震救灾中后期 地震灾害早期以外科的外伤为主，疾病高发期在中后期，且以呼吸、心血管及消化系统疾病为主。1994 年美国洛杉矶地震发生后，相关研究表明，心脏病猝死人数比平时提高 5 倍，心肌梗死人数上升 35%。日本新潟地震和澳大利亚地震后，心脏病发病率也大幅上升。

5. 次生灾害多，救援要系统化和连续化 地震不仅产生严重的直接灾害，而且不可避免地引发次生灾害。有的次生灾害的严重程度大大超过直接灾害造成的损害。地震灾害常诱发多种次生灾害，如火灾、水灾、海啸、滑坡、泥石流、毒气或放射性物质外泄中毒、交通事故及瘟疫、饥荒等社会性灾难。例如，1923 年 9 月 1 日的日本关东地震，死亡 142 807 人，其中死于震后火灾的达 10 万人。我国邢台地震后，因防震棚失火伤亡 104 人。辽宁省海城地震，恰值严冬，居民在简陋的临时棚中遇到寒流袭击，冻伤达 6905 人，占震后总伤亡人数的 26%。这些次生灾害使灾情更加严重复杂，使救灾防病工作更为困难，因此，地震救援工作灾后的周期相对较长，且有连续性。

（二）海啸灾害

我国沿海共计发生地震海啸 29 次，其中破坏性海啸为 8～9 次，特别是 1781 年 5 月的台湾南部大海啸，该次灾害先有地震破坏，后有海啸吞噬，海水深入陆地达 120 千米，持续 1～8 小时，波及台南的 3 个重镇及 20 多个村庄，死亡人数达 4 万～5 万，几乎无人生还。海啸灾害的特点如下。

1. 伤员多，任务重 灾区伤员大量增多，医疗救援任务艰巨。既有颅脑损伤、胸部肋骨骨折（或并发血气胸），腹部肝、脾、肾、肠道等内脏伤，全身各部位骨折等身体损伤，也有海啸引发的感染性腹泻、细菌性痢疾、霍乱、疟疾、乙型脑炎、登革热、呼吸道感染及皮肤与软组织损伤后感染等后续疾病。灾后大量灾民无家可归，伤病员迅速增多，救援现场情况复杂，救援队必须快速反应，迅速到达灾区现场，展开救援工作。

2. 设施破坏严重，救援难度大　基础设施遭到严重破坏，医疗救援难度大。由于灾区公共设施无法运行，大部分公路和桥梁被冲毁，交通、通信、燃油、供电、食品及饮用水等生命线工程供应中断，加之灾害后许多设施近乎瘫痪，环境恶劣、道路拥挤、交通受限，这些都给伤病员的现场救治和后送带来困难。

3. 卫生防疫难度大　救援环境恶劣，救援工作持续时间长，卫生防疫难度大，保护救援队员自身健康问题突出。例如，印尼海啸期间，灾区炎热多雨，大量蚊虫孳生，而救援队为野外集体生活，蚊虫叮咬较多，加上医疗卫生资源匮乏，救援队员自身健康面临较大威胁。

（三）森林火灾

1. 受领任务紧急，要求救援力量快速反应　森林火灾具有突发性特点，常突然发生，快速蔓延，造成大量人员伤亡和财产损失。

2. 致伤种类相对单一，要求专业救治技术　火灾极易造成人员缺氧性窒息、有害气体中毒、挤压伤、摔（扭）伤、钝器外伤和烧伤等伤害。救治不仅要求时效性强，而且要求救治技术高，对各种类型烧伤伤员的抢救和早期治疗，要求救援力量掌握系统、规范的救治程序，具有较高的综合救治技术，以及较为完善的医疗设备，以最大限度地挽救伤员生命。

3. 保障地域交通不便，要求利用当地资源　火灾发生后，救援力量紧急出动，往往轻装遂行保障任务，携行药材装备有限，而且林区路况差，不便于获得上级救援力量的支援，因此，医学救援工作应就近依托相关卫生资源，充分利用当地医疗机构和医务人员力量。

4. 火情变化快，要求救援力量机动调整　森林火灾的影响因素较多，尤其是自然因素，如风向、气温等影响较大，火势变化较快。救援行动要围绕救援力量及时做出调整，跟得上、救得下，同时要时刻了解和观察救援力量机构驻地安全，保持高度警惕性，应具有较强的机动能力，防止火势变化对救援力量和伤病员造成的伤害。

（四）洪涝灾害

1. 伤情、伤类复杂严重　洪涝侵袭后，可见骨折、外伤等单纯伤员或复合性伤员，可能发生淹溺、蛇咬伤、电击伤等。

2. 卫生防疫是保障重点　连降大雨的洪涝灾害会使气温骤降，加之灾民生活条件不足，缺衣少食，抵抗力下降，易引起呼吸道感染及其他呼吸系统传染病流行。

同时，水源严重污染，饮水消毒不及时，易引起消化道传染病流行，常见细菌性痢疾、急性胃肠炎，甚至可能发生伤寒和副伤寒。洪灾后长期积水，使蚊虫大量孳生繁殖，传播疾病，容易引起疟疾、流行性乙型脑炎、登革热等。

3. 救援持续时间长　长时间的保障使药材消耗加大，特别是平时一些使用量小、无储备、生产厂家少的特殊防治药材和防疫药材，需求紧急，数量较大。

4. 应严格依据法规和预案执行　依据《中华人民共和国防洪法》《国家防汛抗旱应急预案》规定进行任务备勤、应急响应及医学救援。

二、典型事故灾难

（一）火灾火情

1. 事发突然，人员伤亡大　如天津港 2015 年"8·12"特别重大火灾爆炸事故，其爆炸范围极大，破坏力极强，且爆炸后又引发连续爆炸，涉及面广，周边住宅小区均不同程度受损，多条公路主干道被破坏，导致爆炸核心区交通瘫痪，爆炸产生的冲击波、光辐射和有毒气体造成大量人员伤亡。

2. 救治困难，伤死率高　重大火灾爆炸事故产生的火灾、冲击波和光辐射造成的大多是复合伤，尤其是化学品爆炸产生的有毒气体和粉尘沾染的伤员在救治过程中还涉及危险化学品的处理、洗消等环节，救治极为困难。同时，涉及化学品等危险品爆炸的重大火灾爆炸事故必须由专业人员对事故现场的情况进行侦检，全面掌握现场爆炸物的性质、毒性、危险化学品泄漏情况及人员伤亡、建筑物毁坏等情况，排除次生灾害的可能，确保现场救援人员的安全。由于不能第一时间进行现场急救，导致延误最佳救援时间，增加了伤亡。另外，救援人员身着防护服，行动不便，体力消耗大，也给医学救援增加了难度。

3. 救援危险，心理压力大　主要包括救援开始时缺乏爆炸现场的基本信息，无法了解医学救援的重点；救援力量尚未有执行特别重大火灾爆炸事故医学救援先例。例如，在处置天津港 2015 年"8·12"特别重大火灾爆炸事故过程中，救援力量缺乏特别重大火灾爆炸事故伤员救治的经验，所携带针对危险化学品的防护器材达不到防护的要求，尤其是部分救援力量展开地域距爆炸核心区不足 1 千米，容易受到各种危险品沾染，在没有防护的情况下参加医学救援存在安全隐患，给医疗队员造成极大的心理压力。

（二）重大矿难

1. 矿难事故属急性、强烈重大创伤应激性事件，可迅速造成人的心理、生理和行为的改变。矿工家属和工友处于一种期盼与绝望交织的复杂心理状态；矿难事故抢险救援人员在井口待命，处于焦虑甚至恐惧的心理状态，因救援工作向社会公开，各种不良情绪还可能蔓延至传媒受众。因此，在矿区建立心理救援体系，及时筛查高危人群，制订方案，稳定其悲伤情绪，缓解其应激症状，重建其正常的生活和工作状态是矿难事故后面临的首要问题。

2. 一旦矿难事故发生，井口上下两重天，因受矿井特殊构造和不利环境限制，同时也为避免次生灾害，医疗救援队伍难以进入。

3. 井下受困矿工生存环境恶劣，缺少食物和饮用水，随时可能面临爆炸、水淹、毒气和窒息等威胁，伤员出井后常见机械伤、压埋伤、挤压伤、爆震伤、化学性气体中毒伤、复合伤等伤情，这些对医学救援提出针对性要求。

（三）重大交通事故

重大交通事故给医学救援带来的挑战主要表现为交通事故发生时间上突发性强，地点上不确定，且交通事故造成的伤情复杂，致死率和致残率高。交通事故造成的伤情主要包括颅脑伤、四肢骨关节伤、胸心伤、软组织伤、腹部伤、盆腔伤、脊柱伤。由于交通事故伤的伤情严重而且复杂，伤者如果长时间得不到救助，对后期抢救和伤情恢复的影响都很大。据调查，许多交通事故伤致死都发生在伤后 30 分钟内，如能在伤后 5 分钟内给予初步急救措施，30 分钟内给予医疗急救，则有 18%~25%伤者的生命可得到挽救或避免致残。我国目前伤员到达医院的时间在 1 小时内的约占 28.3%，1~2 小时的约占 41.1%，大于 2 小时的约占 30.6%。我国高速公路交通事故伤的平均死亡率为 39%，其中现场死亡数占死亡总数的 59.7%，转运途中死亡占 6.9%，院内抢救无效死亡占 33.4%。研究表明，如果救护及时，可避免 11%的死亡。此外，高速公路交通事故可能直接引发火灾，即使事故后没有发生火灾，如果汽车燃油四处流淌，起火燃烧的危险性也较大。装载化学危险物品的车辆一旦发生交通事故，还可能导致大量有毒物质外泄，造成更多的人员伤亡，并污染生态环境。另外，高速公路发生交通事故后，如警示标志设置不及时、不规范，极易造成后续车辆避让不及，很可能引发二次交通事故，这些都为医学救援和处置带来影响。

三、突发公共卫生事件

突发公共卫生事件能够对人员健康和生命安全造成损害或威胁，还会给正常生产生活秩序带来严重干扰，甚至引发社会层面的动荡、混乱和群体社会心理负面反应，因此突发公共卫生事件作为有特殊规律的一类灾害事件类型，对医学救援产生的影响较大。

（一）事件发生快，救援时间急

突发公共卫生事件往往是在人们没有任何准备的情况下，以意想不到的方式突然发生，使人措手不及，因此给医学救援提出了突然性和不可预测性的难题。而且公共卫生事件种类不同，造成突发公共卫生事件的原因也复杂多样，既可能是烈性传染病的暴发和流行、新发传染病的进入，也可能是重大食物中毒、食源性传染病的暴发或流行，还可能是职业性中毒或自然灾害引起的传染病疫情等。即便是单纯的重大传染病疫情，病因也有很多，可能的致病因子有细菌、病毒、衣原体、立克次体、真菌、毒素等，不同病原体导致的传染病潜伏期、临床表现、诊断、治疗、预防和控制手段不同，人群防护措施也有差别。因此事先不可能有现成的应对措施可以照搬照抄，保障所需的技术手段、设备、物资和经费等都难以做到完全充分的准备，必须依据现场情况迅速做出判断，果断采取相关措施来应对事件发生。此外，突发公共卫生事件的发生、发展受很多因素影响，整个事件的进程和时间都很难预料，导致医学救援时间和物资消耗难以估计。

（二）波及范围广，防治任务重

由于突发公共卫生事件的事发地点不可预测，发生突然，情况不明，往往不易在早期发现而错过了最佳控制时机，致使事件迅速扩大或疫情迅速传播，重大传染病疫情迅速通过医院、交通工具等扩散到其他地方，造成较大范围的影响和危害。医学救援必须涵盖所有的事件相关人员、物品和场所，不能遗漏，因此保障的范围较广，而事件中染病的人员往往不会集中在同一场所，随着人员流动，病员分布不断扩大，甚至跨区域流动，因此病员救治的任务很重，而暴露人员的预防和处理任务更为艰巨。尤其是重大传染病疫情发生时，所有病例必须隔离救治，而和病例有过接触的所有人员必须追查并接受检疫，防治任务很重。

（三）状态转换快，时效要求高

突发公共卫生事件一旦发生，会突然出现大量人员染病甚至死亡，情况紧急，危害严重，如果不能及时采取有效措施，必然导致事件的危害和影响进一步扩大，因此处置突发公共卫生事件医学救援时间要求非常紧迫，处置越晚，发病和死亡的人员就越多，公众影响必然越大，容不得反复斟酌商议，必须迅速组织人员全力以赴救治患者。同时调查事件原因，采取有针对性的处理手段，控制事件进一步发展，防止新的危害发生，将事件影响控制到最小。

（四）事件原因复杂，专业要求多

突发公共卫生事件种类繁多，原因复杂，即使同类事件的表现形式也千差万别，不能用同样的处理模式，且发生后很难预测其蔓延范围和速度，医学救援难度大，对某些传染病，现有实验室检测手段和仪器设备可能无法确定病原体种类，使灾害处置面临困境，难以找到特异诊断、有效治疗和预防的方法和措施。除此之外，突发公共卫生事件处理涉及面广，处理过程需要多个部门配合实施、全社会参与协调。

四、恐怖袭击

（一）情况发生突然，医学救援准备时间短促

恐怖分子往往采用隐蔽手段，经过秘密筹划，用较少人力产生较大人员伤亡，而且反恐、维稳任务政策性强，会受到许多因素的影响。恐怖和暴乱分子隐蔽性强，在执行维稳反恐任务时，难以明确和区分恐怖活动积极参与者、同情支持者、受胁迫者与一般群众。维稳反恐讲求政治性和政策性，动用部队兵力多少、行动方式、目标等许多问题都需要较高层次决定。行动讲求突然性，为把握时机，往往需要在敌人尚未察觉时采取行动，反恐部队必须快速反应，军队医学救援力量难以得到预先号令，行动命令一旦下达，则要求立即出动，准备时间短、时间紧迫、任务重、组织指挥复杂。

（二）恐怖袭击形式多样，医学救援难度大

与传统作战样式相比，恐怖袭击持续时间短促，具有突发性、随意性、高技术性和毁灭性等特点。恐怖袭击活动多在人们无法预测的时间突然发生。一般恐怖活动往往没有特定袭击目标，随意性很大，但多数袭击目标集中在大城市、重要建筑和军用设施。恐怖组织已具备制造和使用高技术装备的能力，并有目标转移快和规模小的特点。根据近年来国际上恐怖袭击的特点，其破坏性越来越大，对袭击目标往往造成灾难性和毁灭性打击。此外，恐怖袭击样式多种多样，不仅有爆炸、枪击、纵火等传统方式，也有毒气、脏弹等新手段。核生化恐怖袭击比一般性恐怖手段和常规事故严重得多，危害后果更大，能够直接造成人员大规模伤亡，其作用时间更持久，心理威慑巨大，危害性质复杂，可造成环境长期污染，打乱正常的社会生活秩序，破坏社会的稳定，因此医学救援任务更加繁重。

（三）社会情况特殊复杂，地方动员受限

由于进行反恐斗争的地区往往有独特的民情社情，周边国际形势复杂，加之经济文化特殊，宗教习俗禁忌多，给军队医学救援带来许多困难，尤其受地域、宗教、血缘等多种因素影响，反恐行动一旦展开，部分不明真相的群众可能对反恐行动不理解、不支持甚至出现对立行为，加之国际恐怖势力可能会趁机介入，与国内恐怖分子遥相呼应，使反恐军事行动面临更为复杂的局面，地方卫勤力量动员难度加大。

（四）任务与救援对象多样，需要协同指挥

恐怖袭击后，军、警、民（兵）联合行动，多军兵种、多警种联合作战，医学救援对象既要保障和支援部队，也要对民众进行救援，任务对象多元、组织结构复杂，要求军队卫勤系统各要素与其他力量进行协调一致的高效运作，建立起与行动目标相适应的良好运行体制。

第四节　灾害医学救援特点规律及对装备的需求

一、突然发生，预测预警难度大

灾害医学救援保障必须全面准备、快速保障，灾害医学救援应模块组合，适应多种保障需求。多数灾害医学救援保障都面临发生突然的核心问题，各种灾害、恐怖事件等尤其如此，难以预测和预警，可防布控的可能性有限。以地震为例，地震的发生十分突然，目前人类还不能掌握其发生的规律，无法做出准确的地震预报。目前，国内外已能大体了解地壳表面深度 10 千米以内结构的动态变化，但地震时的地壳结构变化多发生在地表以下 15～20 千米或更深的部位，因此无法测出。在这种情况下，救援保障必须平时做好全面准备，科学筹划，尤其是应制订各类保障预案，做到一种预案针对多种威胁样式，一种威胁样式有多种保障预案。以此为基础，使灾害医学救援装备针对不同预案进行模块组合，定人、定车、定装、定位，人装结合，合理编组，平时处于预置状态，并进行常态化培训，应急时快速拉动，快速保障，适应多种保障需求。

二、损毁多元，现场救治难度大

灾害医学救援保障必须行动迅捷、精确保障，急救装备应轻便携行，适应多种伤病现场救治的需求。各类灾害造成的实际危害和潜在危害丝毫不逊于战争造成的危害：一是灾害的种类多，不确定因素多，受害群体缺少预先准备，缺乏防范意识，且自我生存能力欠缺，因而造成的人员伤亡相对较大；二是多数危害尤其是自然灾害和核生化恐怖事件等对环境的损害极大，交通损毁严重，如 7 级以上强烈地震的震中附近会出现严重的建筑物倒塌，大批救援人员和大型灾害医学救援难以快速到达现场。因此，灾害医学保障的任务性质发生了变化，灾害医学保障机构不仅是保障队，也是战斗队，承担双重任务，现场救护人员应以 8～10 人或 4～5 人小分队的形式在第一时间到达现场。所携带的急救装备应体小质轻，便于携带，对环境依赖性小，功能上满足伤员搜寻、指挥通信及包扎、止血、固定、通气、搬运、基本生命支持等技术要求，进行基本的生命损伤控制，形式上以箱囊等为载体，解决大型装备无法到达现场的问题。

三、伤情严重，连续救治难度大

灾害医学救援保障必须灵活高效、"无缝"保障，生命支持装备应一体集成，适应危重伤员连续救治的需求。由于预测预防难度大，因此与战伤相比，灾害、恐怖活动等引发的伤情可能更加严重，且有自身特点。例如，核生化等恐怖活动引发的伤情中，严重爆炸伤、大面积烧伤、复合伤和多发伤增多；地震引发的伤员中，被倒塌体及各种设备直接砸击、挤压造成的机械性外伤一般占地震伤的 95%～98%。各类损伤中，骨折占第一位，软组织损伤占第二位，挤压综合征占第三位。四肢损伤约占人体受伤各部位的 50%，并且常伴有周围血管和神经损伤。腹部损伤的发生率较低。骨盆损伤多伴有泌尿系统损伤和挤压伤综合征，伤情非常严重。因此，在现场急救使生命损伤得到基本控制后，后续的连续救治仍相当关键，灾害医学保障必须连续，形成现场、院前、院内等环环相扣的"无缝"救治链。集生命支持-监护-治疗等功能于一体的集成化灾害医学装备是实现这一目标的良好载体，可实现现场伤情控制、伤员运送和途中连续救治，如移动式生命支持系统。

四、地域复杂，任务部署难度大

灾害医学救援保障必须快速就位、定点保障，野外医院应展收迅速，适应收容伤员早期救治需求。突发事件条件下，多数情况下现场基本医疗机构和设施受损，无法开展早期治疗，必须就地展开野外医院，以实现上述现场救治、途中连续救治和早期救治的连续保障。但由于地理环境复杂，野外医院展开部署难度较大，野外医院应能在最短时间内快速展开和收容部分伤员，以达到定点保障的目的。从"5·12"汶川地震和国外类似灾害的救援经验看，以帐篷为载体的野外医院和以方舱及车辆为载体的野外医院是主要发展方向，但与战争中使用的野外医院相比较，灾害医学救援行动中开设的野外医院在功能上要更完善，要增加普外、骨科、妇科、儿科、心理、信息采集传输等科室。

五、伤员批量，收容救治难度大

灾害医学救援保障必须加快运送、立体保障，伤员运送装备应"三位一体"，适应大量伤员快速运送需求。各类突发事件发生突然，且多数发生在人员密集地区，伤员在短时间内大量发生，仅靠现场救治、途中救治和野外医院救治三个环节难以达到救治目的，且野外医院的伤员收容量有限，大量的轻伤员、经过上述环节救治后伤情稳定的伤员和危重伤员，需要通过各类伤员运送工具运送至固定医院治疗。这就需要提供伤员快速运送保障，采用陆上、海上和空中的各类伤员运送工具进行立体运送，如普通救护车、大容量救护客车、急救车、卫生飞机、空中医院、救护直升机、卫生运输船、救护艇等。国外对这方面非常注重，如隶属于保加利亚军事医学科学院的国家灾害医学救援队，除配备医学救援必需的医疗设备外，还拥有 1 架卫生运输机、2 架救护直升机和多台救护车，很值得我们借鉴。

六、环境恶劣，防疫防护难度大

灾害医学救援保障必须军民结合、整体保障，灾害医学救援应综合集成，适应灾前灾后疫情防控需求。各类突发事件发生后，一般会造成发生地的环境恶化，包括核生化污染及水污染、传染病流行等次生灾害，防疫防护任务非常繁重。且由于突发事件对人员心理和生理等都将造成一定的损伤，受难人员的抵抗力下降，非常容易患病受伤，伤病并存。

（一）防控结合

既要重视疫情发生前的"防"，还要注重疫情发生后或可能发生时的"控"。

（二）军民结合

充分发挥军队预防医学的"防疫尖兵"作用，更要充分利用地方的各种疾控力量，最大限度利用资源。

（三）整体保障，点面结合

既要重视疫情发生地的疫情防控，也要对可能发生疫情的区域进行预先防控，未雨绸缪。这就要求灾害医学装备要能遂行保障，形成疾控装备体系，装备自身应适应防护防疫装备品种多、规格杂的态势，利用综合集成技术对功能装备进行优化整合，达到"快侦、快检、快救、快治"的目的。

第二章

灾害医学救援装备概述

第一节 概念与分类

一、概念

灾害医学救援装备是指在自然灾害、事故灾难、突发公共卫生事件、社会安全事件等紧急条件下实施灾害医学救援所需的医用器械、仪器、设备、卫生运输工具及相关装备等的总称，主要用于重大灾害、事故、事件等发生时伤病员的现场急救与紧急救治、连续救治、立体运送、野外医院早期救治与部分专科救治、专科治疗、后期康复、卫生防疫、"三防"医学救援和模拟训练等，是灾害医学救援队伍在紧急条件下实施医学救援和平时进行医学救援训练的物质基础，是减少或消除灾害事件对公众造成的威胁、救治与维护伤病员生命和健康的重要工具，是决定灾害医学救援成败的重要因素之一。

二、分类

灾害医学救援装备的分类方法很多，可按以下几种方法分类。

（一）按使用范围分类

灾害医学救援涉及医疗救援、传染病防控、中毒事故救援、核生化事故或突发事件救援、反恐救援等多个领域，范围宽，任务广。因此，按使用范围，灾害医学救援装备可分为通用灾害医学救援装备和专业灾害医学救援装备两大类。

1. 通用灾害医学救援装备 指在常规突发事件时和平时用于院外急救、灾害医学救援队伍及不同专业医学救援队伍从事伤病急救的各种灾害医学救援装备的总称，具有通用性宽、标准化程度高、市场选型方便、模块化水平先进、技术成熟度强、维护保养容易、性能可靠稳定等特点，如包扎敷料、止血器材、夹板、担架、监护仪、输液泵、卫生车辆等。

2. **专业灾害医学救援装备** 指适合不同环境条件、气候条件及不同专业救援需求的各类灾害医学救援装备，包括以下几类。

（1）传染病防控装备：指用于新发突发传染病防控的一系列装备与器材的总称，一般分为现场防控装备和实验室装备。前者主要用于传染病的现场防控，以便携高效、展收迅捷、集成化和模块化程度高的小型化装备与器材为主，包括指挥通信装备、监测报警装备、样本采样与制备装备、检验装备、洗消装备、个体与集体防护装备、宣教装备、后勤保障装备等；后者主要用于病原体的最终确认和公布，以性能相对先进的大型检测及配套装备为主。

（2）中毒事故救援装备：指用于食品、水源等毒物检测的装备与器材，如食品理化检验箱、食品微生物检验箱、检水检毒箱等。

（3）核生化事故或突发事件救援装备：指在核事故、生物污染和化学事故时，用于监测报警、样本采样、检验、洗消、个体与集体防护、人员和伤病员运送等的装备与器材。可分为核事故医学救援装备、化学事故灾害医学救援装备及生物污染事件灾害医学救援装备。

（4）反恐医学救援装备：指反恐医学救援中用于爆震伤、创伤（火器伤、刀伤等）、核生化污染等现场急救、搬运、后送、防护等的各类装备。

（二）按生产部门分类

按国家医疗器械工业生产门类，灾害医学救援装备可分为各种手术器械、X 线设备、医用电子仪器、医用光学仪器、医用核子同位素设备、各种常用化验设备、口腔科设备、医院设备、医用冷冻设备、医用车辆等。

（三）按使用对象分类

1. **个人携行装备** 指用于救援人员个人使用的通信、防护、急救和保障个人生活必需的相关用品，一般以个人携行装具为主要平台。个人携行背囊一般包括救援服、羽绒服、马甲、一次性雨衣、防潮垫、蚊帐、睡袋、洗漱包、软式水盆、手动发电手电筒、口哨、GPS、组合刀具、防风打火机、折叠铲、个人急救包、饭盒、水壶、单人净水器、食品、地图、个人信息卡、使用说明书等。

2. **前出分队救援装备** 指用于几人或十几人组成的分队前出现场急救所需的各类器材与装备，其特点是可以走村串户，小群多路，解决大型医学救援装备难以到达救援现场的问题，如各类医学救援背（包）囊、携行医疗箱等。

3. **野外医疗机构救援装备** 指用于野外医疗救援机构实施早期救治和部分专科救治所需的各类装备和器材，一般包括野外医疗机构平台（车辆、帐篷、方舱、飞机、船舶等）、伤员分类装备、指挥通信装备、手术及配套装备、检诊装备、药房装备、重症监护装备、病房装备、血氧液供应装备、防疫防护装备、水暖电供应装备等，主要用于批量伤病员的通过性治疗。

4. 后方医院装备　指用于灾难伤员住院救治和后期康复所需的医院装备和器材，一般与平时医院装备相同。

（四）按灾害医学救援保障链条分类

根据灾害医学救援保障环节和救援需求，灾害医学救援装备保障链条一般分为现场急救、野外移动医疗和后方医院救治三个阶梯，与其相对应，灾害医学救援装备分为伤病员搜救装备、现场急救装备、伤病员运送装备、伤病员连续救治装备、野外移动医疗机构救治装备、防疫核生化医学救援装备（含防疫防护装备）、后方医院救治与康复装备、医学保障装备、信息化医学救援装备、机器人和综合保障装备 11 类，每类又有不同的子类（图 2-1）。

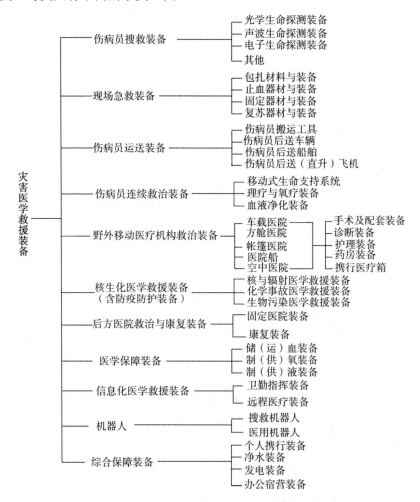

图 2-1　灾害医学救援装备分类（按灾害医学救援保障链条分类）

第二节　地位与作用

一、是应对突发事件和实施医学救援的核心物质基础

面临各类频发的事故灾难和突发事件，抢救生命是灾害医学救援的核心工作，而灾害医学救援装备是完成这一工作的物质基础。

（一）任何救援行动都离不开物资保障

指挥通信是灾害医学救援中的首要环节，"七分协调，三分救援"说的就是这个道理。而协调一是靠人的智慧，二是靠配套的指挥通信装备，包括指挥车、海事卫星电话、远程会诊车、医疗综合作业箱组、对讲机、笔记本电脑、传真机及配套软件等。急救是灾害医学救援的核心环节。由于现场急救质量的好坏直接影响被救人员的生命状态和后续治疗，急救装备尤其重要，包括满足"包扎、止血、固定、通气、搬运和抗休克"等需求的相关器材和装备，如包扎敷料、止血带、固定夹板、各类救援担架、急救呼吸机、输液泵、抗休克裤等。伤病员快速运送贯穿于灾害医学救援行动，搬运与后送工具直接关系到伤死率和伤残率的高低，包括通用担架、特种担架、各类救援吊带吊具、换乘工具、救护车、救护艇、救护直升机、卫生运输机、卫生列车等。后送过程中的伤病员连续救治是灾害医学救援的重要措施，填补了单纯运送中救治链条的救援缝隙，如移动式生命支持系统、便携式生命支持系统、专用救护直升机、专用卫生飞机、急救车、ICU 车。野外移动医疗救治机构是灾害医学救援的核心平台，可开展野外急救、紧急救治和部分专科救治，如车载式流动医院、方舱式医院、帐篷医院、医院船、空中医院等。灾害后次生灾害防护是灾害医学救援的配套环节，次生灾害引发的疫情泛滥往往比灾害本身产生的影响更加严峻，必须通过科学合理配置防疫防护装备加以预防和控制，如各类介质采样装备、探测装备、检验装备、消杀灭装备、个体与集体防护装备等。灾害医学救援队伍应立足于自我保障，综合保障装备至关重要，否则谈不上救援，如个人生活用品、食品、野外宿营用品、水暖电供应、个人生存用具等。

（二）装备是提高灾害医学救援效能的重要保证

科学合理的装备配置是保证和提高灾害医学救援效果的直接反映，任何一支优秀的救援队伍，若装备笨重、性能落后、配置不科学，则保障效能难以发挥，人员技能难以体现，救援工作难以展开，这一点已被古今中外众多救援案例验证。

二、是维护国家安全和保障民众健康的红十字坚盾

随着各类自然灾害、事故灾难、新发突发传染病、安全生产、恐怖活动等突发

事件的频发，灾害医学救援已成为考量一个国家应对非传统安全威胁的重要组成部分，成为维护国家安全的重大战略选择，也是保障国民健康的红十字坚盾。从体系看，各国救援体系已从灾后经验型向战略规划型转变。战略规划型的国家救灾体系是一种着眼于自身实践和未来的发展，灾前充分借鉴国际经验，开展科学的风险评估，进行严密的系统规划，有效降低风险，把综合防灾、减灾、救灾纳入国家战略并能够真正实施的国家救灾体系。将灾害医学救援纳入国家安全战略的体现之一是重视国家灾害医学救援物资的战略储备，将以医学救援装备和器材为主的灾害医学救援物资储备与国家战略安全紧密结合起来。以美国为例，自"9·11"事件后，灾害医学救援成为美国国土安全的重要组成部分，不断增强战略物资储备，其特点如下所示。

（一）国家政府高度重视，资金投入充足

美国政府非常重视灾害救援医疗物资国家战略储备建设，协调军地各个相关机构参与储备物资的存储、调拨、配发、演习等流程，并根据实际需求，逐年增加资金投入力度，保证国家战略储备拥有雄厚的资金支持，如有必要，政府还可以增拨专项经费。

（二）医疗物资储备

医疗物资储备范围广、数量多、品种全。国家战略储备所提供的物资包括各种诊疗药材、制剂、设备仪器，从小剂量诊疗药品到大型诊疗仪器设备一应俱全，储备类型范围广、品种齐全、数量充足，并根据需要随时增补储备物资范围和数量，可以为各种灾害救援提供充足有效的灾害医疗物资保障。

（三）储备物流程序完善，操作运行机制高效

国家和地方相关政府机构对国家战略储备物资的存储范围、采购渠道、存放维护、申请调拨、运输保障、配发使用、回收利用、动员演习等环节均制定有完善的法律法规、应急预案和保障计划。实践证明，完善的国家战略储备操作机制能够保证迅速、高效地完成各项灾害救援应急医疗物资保障任务。

（四）谋求现实和未来需要，储备与新产品研发相结合

国家战略储备根据美国现实需求，确定医疗物资储备种类和数量，并随时增补；同时根据各种潜在需求和物资储备的不足，与国内外科研机构和生产厂商开展合作，提供科研经费和采购订单，研究开发新产品，特别是那些生物和化学制剂，如新型天花疫苗、流感疫苗和炭疽的治疗药物等。

（五）军民一体化保障，合理配置物资储备

根据美国国防部和卫生与社会福利部的联合协议，国家战略储备实行军民一体

化保障，作为国家战略储备计划的参与者和受益者，美军在医疗物资的科研开发、采购存储、运送配发、动员演习等环节中起到了重要作用，不但避免了重复投资、资源浪费，而且提高了美军卫勤力量处理突发灾害事件的应急保障能力。我国至今尚未建立完善的灾害救援应急医疗物资国家战略储备，没有成熟的全国性卫生动员体制，也没有配套的军民一体化灾害医疗物资保障法规性文件，在出现重大灾害事件或重大突发公共卫生事件时，灾害医疗物资的筹措、调拨、配发、使用等环节经常出现问题，使政府、军队和医疗卫生机构常处于被动地位，不能有效保障受灾群众和部队指战员的需要，暴露出我国医疗卫生系统存在的许多严重问题。

三、是展示国家形象和彰显国家责任的重要体现

不同类型和特点的跨国救灾组织在国际救灾活动中扮演着越来越重要的角色，特别是在一些经济发展程度较高、一体化程度较紧密、集体防灾救灾意识较强的地区出现了更多的跨国救灾组织。有的组织的宗旨就是救灾或救灾合作，有的则把救灾作为组织的一项重要内容。从某种意义上说，灾害医学救援工作的组织协调和装备水平已潜移默化地成为展示国家形象和彰显国家责任的重要体现，救援效果的好坏直接关乎国家软实力和技术水平。救援工作首先是抢救生命，在国际人道主义救援中各国通过灾害医学救援能力表现出实力较量，而灾害医学救援装备是最直接的表现形式。以德国为例，自两德统一后，随着苏联解体和东欧剧变，冷战宣告结束，美苏争霸的两极格局不复存在，世界格局和军事形势都发生了根本性变化，世界进入了一个科技和经济都高速发展的相对稳定的和平发展时期，也进入了一个国际关系与国家利益大调整的历史时期。为此，德国从自身的战略目标、国家利益和安全需要出发，开始进行军事改革。其改革的主要核心是积极参与海外人道主义救援、国际维和、反恐行动等国际事务，展示本国实力，体现责任意识。为此，其军队卫生装备不断向灾害医学救援转型，拓展方舱医院功能，增加妇科、儿科、产科、心理科等专用方舱，强调现场急救和立体后送。其航空医疗后送队拥有 2 架空客A310MRT 医疗后送飞机，配有机载医疗设备，25 名医疗专家能在 3 小时内完成出动准备，能到达全球并提供医疗后送服务，使用标准的医院床位，能同时运输 38 名轻伤病员。机上设有 6 个 ICU 病房，每个都配备了呼吸机、输液泵、瓶装氧气，以及计算机和监测、诊断设备，能用 100%的氧气通气 8 小时。日本将参与国际灾害卫生救援作为参与国际性事务的一种方式。1994 年，日本组建了国际紧急救援队，其中的应急医疗救援队由部队和治疗队、后送队、防疫队、管理队组成，规模最大时为 145 人，多次参加了海外灾害医学救援。1998 年洪都拉斯受飓风袭击后，日本防卫厅以海上自卫队第 10 师的卫生部队为主组建了一支由 80 人组成的国际紧急医疗支援队，平均每天救治 300 人，并首次在国际医疗救援活动中实际应用远程医疗技术。以色列虽国土面积小，人口少，但应急应战能力强，能积极参与国际灾

难救援，体现了以色列的国际事务参与意识和责任。以色列国防军已经向国外多个灾区派遣了应急医疗救援队，派出的医疗队通常和搜索救援人员共同组队行动，在任务区展开野战医院，开展急救或替代灾区受损医疗设施。医疗队的规模视任务不同而各异，1999 年科索沃危机中，以色列国防军派出了 76 人的应急医疗救援队；2010 年 1 月海地地震，以色列派出的救援队有 236 名队员，用 10 小时建成了一座野战医院，包括 40 名医生、25 名护士和准医务人员、1 名药剂师，医生、护士均来自以色列国防军医疗团，设有 1 个儿童病房、1 个放射室、1 个 ICU、1 个急救室、2 个手术室、1 个外科部、1 个内科部，以及 1 个产科病房，每天能治疗约 500 名患者，另外，还能做一些初步手术。

四、是国家医学装备技术水平和科技创新的重要依托平台

作为国家装备研发制造和医疗器械行业的重要组成部分，灾害医学救援装备是提高国家医学装备水平的重要突破口，也是国家科技创新的重要体现。近年来，由于全球各类自然灾害频发、国际恐怖活动威胁日趋严重、各类突发公共卫生事件有增加趋势等一系列原因，美国、德国、法国等发达国家都对此给予了特别关注。这些国家为了保证自身国土安全和国民的健康与生命安全，开始积极发展灾害医学救援装备，大力加强灾害医学救援装备研究的技术力量，设有专门的应急医学救援装备研发机构。这些研发机构主要依托军队和企业，如美国军方设有灾害医学救援方面的专门机构，美国陆军的军队应急医学中心于 1986 年成立，该中心联合美国地方大学进行灾害医学救援的教育、培训、论证和科研工作。美国的 CMS 救援产品公司、FERNO 公司等都是灾害医学救援装备方面的专业化研发机构。这些机构研发的灾害医学救援装备带动了其本国医疗器械和医学装备的发展，灾害医学救援需求催生了装备的发展和技术创新。我国是生物医学工程的产业大国，但不是强国，生物医学工程的科研成果在灾害医学救援装备方面体现不充分，大部分装备主要依靠国外引进。军队卫生装备经过多年的发展，形成了通用为主、通专结合、具有较高机械化能力和一定信息化水平的卫生装备体系，初步具备了多样化卫勤保障能力。

不论是与国家灾害医学救援任务需求相比，还是与国外卫生灾害医学救援装备发展水平相比，我国灾害医学救援装备都还存在一定差距，主要表现如下所示。

1. 体系不健全，缺乏系统性。缺乏顶层设计和总体论证，卫生装备需求模糊，盲目设计和开发，同类产品多，造成不良竞争，国外产品趁机打入中国市场。

2. 关键技术滞后。我国灾害医学救援装备在关键技术和关键部件方面不仅落后于美欧等发达国家，也受到印度、巴西等新兴经济体的挑战，缺乏关键技术自主知识产权。

3. 研发力量分散。军地及科企对接不够，技术壁垒严重，低水平重复研究，难以形成优势。缺乏系统集成。

4. 装备零散分散，集成度差，模块化程度不高，缺乏快速反应能力，不能形成保障力，具有典型的"木桶效应"，急需综合集成。

5. 生产品种单一。国内生产厂家相关产品结构单一，缺乏市场竞争力。

6. 标准落后。缺少国家统一的效能评价技术标准，部分产品按照企业或行业标准进行效果评价，有些效价不实，甚至夸大其词，造成媒体宣传上的误导。

7. 信息化程度低。灾害医学救援装备存在着若干缺陷。例如，各业务要素各自为战，无协同作战能力；上、下级通信联络不畅，灾害救援指挥能力差；缺乏各种设备在用状态管理机制，易出现生物检测、监测工作的漏洞；疫情现场出现疑难问题时，无专家决策系统的支持，影响救援工作时效甚至贻误战机等。这说明我国急需提高灾害医学救援装备信息化和网络化的整体水平。

8. 运用欠科学。欧美等国的帐篷医院、车载医院等装备基本采用模块化运用布局，而我国目前缺乏全系统模块化运用方案，使用管理不便，难以快速反应，不能发挥装备最大综合保障效能。

9. 能力建设平台不足。缺乏国家层面的专业论证平台，装备研发和建设缺乏引领，需求不明，部分技术因此处于实验室阶段。检验检测平台能力不足，缺乏国家统一评价检测标准和平台，致使产品在国内外市场上几乎无人问津。

五、是学科交叉融合和医疗器械产业化的重要领域

回顾历年来各类灾害和突发事件处理可以发现，突发事件的应急救援需求在不断增加，客观上已对国家层面的突发事件应急救援能力提出了更大规模与更高水平的迫切要求。全面提升国家灾害救援力量、构造国家独立完整的灾害救援体系，已经成为十分紧迫的任务。大力发展灾害医学救援产业已成为加强国家应急救援力量、健全国家应急救援体系的必要和可靠途径。灾害医学救援过程中的医疗装备、专用工具、特种技术等是灾害医学救援能力的主体构成，也是"提高预防和处置突发事件的能力，提高防灾减灾能力"的必要手段。在国际范围内，应急响应技术已经成为一个新兴的和快速发展的市场领域。因为在公共安全需求下的国家应急能力与救援体系建设，以及对专用性的医学救援装备、应急工具、监测预警诊断技术等的规模性需求，使灾害医学救援类产品的产业发展具备了迫切性和可能性。在我国，建立以满足突发公共事件为目标的应急救援需求，把各类提供灾害医学救援物资的企业整合为灾害医学救援产业并促进其发展壮大，将可能成为市场经济条件下保证公共安全体系建设、提高国家公共安全应急能力的必然选择。突发事件灾害医学救援需求客观上催生了以满足公共突发事件应急救援需求为目标的应急救援类产品，以及各类灾害救援装备、应急救援工程、应急救援技术、应急救援服务的提供者的市场组织。促进该类为满足公共突发事件应急救援需求而提供灾害救援类产品的企业实现专业化、规模化、市场化、组织化，就是灾害救援装备、工程、技术、服务等

产品类企业演变成长为灾害救援产业的过程和结果。

灾害医学救援产业建设的一项基本工作是将灾害救援活动过程中所运用的一切物资、技术、装备、服务的产品划分为专属的类别。由此，灾害医学救援产品可划分为三类：第一类是专用于灾害医学救援活动的产品；第二类是既可以用于灾害医学救援也可以用于常态领域的交叉性多用途应急救援产品；第三类是为灾害医学救援活动过程提供基础性服务尤其是软环境服务的关联性产品，如模拟仿真技术等。未来的灾害医学救援产业化建设应以这三类产品的生产、研发、专业化为对象。按照灾害医学救援活动的过程，灾害医学救援活动可以划分为事前监测预警、事中处置、事后恢复重建三个阶段。事前预警阶段的主要任务是对公共安全的监测、预防与预警，重点在于提高应急预警技术与保证灾害医学救援装备的储备。事中处置阶段对灾害救援资源的需求最大，涉及灾害救援的人力资源、物资保障、专用装备、技术、物流体系、通信设施等。而事后恢复重建阶段涉及的产品和服务主要是消除事件影响、妥善安置受害及受影响人员、恢复正常秩序。上述不同阶段的灾害救援产品的需求特点和类别不同，给不同生产特点的企业提供了产业发展的机会。

所谓灾害医学救援产业化，是将以满足突发公共事件应急救援需求和社会大众个人安全需求为目标市场的企业与组织整合为一个产业，以产业化方式扩大应急救援的生产与供应。其基本含义是以保障社会公共安全、满足灾害救援需求为目标，以促进灾害救援的专业化、规模化与组织化为途径，以公共安全科技为支撑，在现有应急救援产品与服务的各类企业与组织的整合基础上，在政府主导和市场机制的综合作用下，促进应急救援资源的合理配置，促进应急救援产业的可持续发展，从而提高国家整体的应急救援能力。其实质是以公共安全需求为纽带，以政府配置资源为主导，以各类企业为载体，以经济利益为驱动，将整个应急救援过程中所涉及的诸多环节联结成为一个完整的产业系统，实现应急救援的装备生产、工程提供、技术研发、服务支持等活动的专业化、规模化与一体化。总之，作为战略新兴产业，灾害医学救援装备的作用毋庸置疑。

第三节　现状与发展趋势

随着全球性突发事件的频繁发生，院外急救成为很多国家挽救重症创伤患者的重要救治思想，并逐步形成了独特的急救医学和灾害医学理论体系，可以说，灾害医学救援已成为现场和院外快速急救装备的主要发展动力之一。

一、伤病员搜救装备

搜救装备最早主要用于军队战时伤员寻找，在第二次世界大战之前，寻找伤员主要靠人工方式，最常用的方法是救护人员组成散兵线，跟随在部队后面仔细搜索，一般采取"一跟、二看、三问、四听、五找"的方法。第二次世界大战时期,苏联军队曾利用卫生犬寻找伤员,并可引导救护人员及时救护,对于舰艇、飞机失事人员等还使用了电子寻找器材。从此,伤员寻找装备作为战伤救治中最先使用的卫生装备引起了各国军队的高度重视,各国积极采用各种先进技术研制各类伤员寻找装备。例如,1982年英国和阿根廷的马岛战争期间,英军使用了多种夜视仪,抢救了大量的伤员。夜视器材除装备单兵外,还可装备在飞机、车辆上,用于搜索目标和寻找伤员。美军在海湾战争、科索沃战争和伊拉克战争中均使用了GPS全球定位系统,在营救飞行员和伤员过程中发挥了重要作用。之后搜救装备逐渐应用于平时各类灾难救援中。

国外搜救装备的发展和应用较早,在20世纪60年代就有所应用,如第二次世界大战后,美国德克萨兰仪器公司就研制了第一代红外成像装置。20世纪60年代早期,瑞典AGA公司第二代红外成像装置研制成功。20世纪70年代中期至90年代末,基于雷达和光学技术的生命探测研究迅猛发展。例如,美国TDC(Time Domain Corporation)公司在1999年开发出名为RadarVision1000(RV1000)的超宽带探测雷达,使用了TDC公司的TM-UWB(Time-Modulated UWB)专利技术,其有一个单独的发送天线和一个单独的接收天线,在-3dB点拥有90°的可视区域(FOV),能够透过最为普遍的非金属墙壁检测10米范围内的运动物体。21世纪初期,随着高新技术的不断发展,各种新型探测仪器相继得到应用,使得灾难现场救援效率大大提高,使更多的生命得到及时挽救。目前的装备种类已囊括了微光夜视、无线电及红外、雷达、声波、音频等生命探测、GPS卫星定位等多种技术形式,使搜寻伤员的范围从白天延伸到黑夜,从数十米扩展到数千米,甚至数十千米,从地表延伸到被掩埋的地下,极大地提高了伤员寻找的能力和效率。

国内伤员搜救装备起步相对较晚,始于20世纪80~90年代,目前国内各类救援队伍采用的救援装备在性能上基本能满足救援要求,但由于自我研发品种有限,救援队伍建设起步较晚,救援装备在品种上尚比较单一。国内外现场搜救装备可按技术原理、搜寻距离和寻找方式进行分类。按技术原理可分为光学类、电子类、音响类和机器人伤员搜寻装备;按寻找距离可分为局域范围和广域范围伤员搜寻装备;按搜寻方式可分为约束式伤员搜寻装备和无约束式伤员搜寻装备。目前经常使用的是生命探测仪,这是一种探测生命迹象的仪器,是一种高科技救援设备,常见的有红外生命探测仪、音频生命探测仪、雷达生命探测仪、光学生命探测仪和声波生命探测仪。近年来,随着任务模式的变化和技术的发展,伤病员搜寻探测装备表现出如下趋势:寻找、通信、生理监测一体化,提高救护能力;重视无约束式伤员寻找技术和装备,增强实用性;注重多技术融合,提高寻找能力;注重机动和灵活性,便于个人携行和使用。

二、现场急救装备

（一）现场快速包扎止血器材关键技术与系列装备研究

国外的急救敷料大多为天然生物材料、微（纳）米技术和生物活性物质等先进材料和技术的结合产物，并针对灾害救援、恐怖袭击等应用需求具备防水、生化洗消的功能。而我国普遍使用的急救敷料仍是传统棉纤维材质，防水护创敷料也仅以创可贴的形式存在，不能满足现场大动脉出血和大面积创面的急救包扎要求。

现场快速包扎止血器材的发展趋势表现为关注包扎护理理论的新发展，以理论指导研制实践；重视材料的加工工艺，使材料性能得以最大的发挥；应用多功能材料，拓展装备性能。

（二）现场快速骨折固定装备关键技术与系列装备研究

国外相关装备种类众多，大量采用新材料和新技术。国内现有骨折外固定一般仍采用普通石膏及各种木、竹、纸夹板等，且以普通石膏为主，高分子绷带、热塑夹板等材料虽在临床骨科固定中得到应用，但存在可操作性差、不可拆卸、复杂部位附体性差等问题。

快速骨折固定装备的发展趋势表现为①重视充气夹板的研究使用，主要是因为充气夹板质量轻，能透 X 线，可塑性好，可反复使用等；②重视模块化真空塑型夹板的研究应用，其优点是重量轻，附体完美，固定可靠，规格统一，可自由拼接，反复使用；③注重多功能集成式固定器材与装备的开发，一是将包扎、止血、消炎、固定等功能充分集成，二是将固定与后送有机结合。

（三）现场快速复苏（抗休克）装备关键技术与系列装备

世界各国针对休克的早期液体复苏都研发了许多新的技术、方法和设备。在休克自动复苏设备方面最具代表性的是美国的"创伤生命支持运送系统"，该系统能够对失血性休克伤员进行自动液体复苏，优点是功能集成、完善，但工艺复杂、体积庞大、价格昂贵。我国开展现场液体复苏研究的时间较晚，尚没有开展失血性休克自动化复苏装备的研究工作。

现场快速复苏（抗休克）装备关键技术与系列装备的趋势具体表现为由手动操作向自动操作转变；由单功能向多功能集成式演变；实用性好，可靠性高，配套性和适应性更强。

（四）现场快速抗感染、镇痛和促醒等紧急救治器材关键技术与系列装备研究

世界各国紧急救治研究的关键问题已经取得长足进步，涌现了许多新的技术、方法和设备。例如，美国采用生物工程调节技术、神经免疫调节技术和非对抗性医疗技术，解决止血、镇痛、抗感染和加快伤口愈合等问题，力争能在伤员受伤 5 分

钟内迅速止血、控制急性疼痛和抗感染，4 天内受伤组织基本修复。我国开展现场紧急救治注射装置的研究时间较晚，目前还没有此方面的成品问世。

现场紧急救治器材装备关键技术与系列装备的趋势具体表现为解决紧急救治自动注射技术，研制具有防水、防震、便携、抗摔、耐高（低）温优点的自动注射器材，将镇痛药、止血药、化学战剂解毒药等迅速注入体内，在第一时间实现自救和互救。该装置具有安全性高、实用性强、适用范围广等特点。

（五）现场快速清创装备关键技术与系列装备

目前使用的清创设备主要有以下几种：喷液清洗机、水射流清创机、洗消式清创机、超声清创机等，它们各有优缺点。其趋势表现为组织选择性增强，对周围组织损伤小；功能集成性好，能同时完成创面组织的切除和清洗；清创手术时间短等。

三、伤病员运送装备

（一）伤病员抢运工具关键技术与系列装备

近年来国外无论是军用或民用装备都在向专用化、特种化、智能化及多功能化发展。由于战争、自然灾害和恐怖活动的加剧，国外对于能够在特殊区域如船舶、坑道、机动车辆及地震坍塌建筑物等内部进行伤员转运的搬运工具的研究非常重视，出现了多种新型快速伤病员抢运工具。

伤病员抢运工具的发展趋势主要表现在以下几个方面。

1. 通用担架仍为主要工具，并注重改进，特别注重以下几个方面的内容：改善材料性能，提高强度与可靠性；注意功能扩展，以通用担架为基型，增加附件如担架轮、气囊、雪橇等，以适应不同地域需要；在提高强度与可靠性的条件下，减少重量，改造结构；研发标准担架固定接口，便于担架在汽车、轮船、飞机等运输工具上的快速固定。

2. 增加急救复苏功能，适应途中救护需要，如增加急救复苏功能，可在伤病员后送途中实施输液、监护、吸氧等工作，是今后担架发展的方向之一。

3. 多种功能相互叠加，一物多用，适于不同时空环境。

4. 专用伤病员搬运工具将快速发展，适应多种保障地域和伤情。其中，海上漂浮式担架、组合担架、舰艇专用担架、航空担架、救护车担架是发展重点。

（二）伤病员救护车关键技术与系列装备

近年来各国注重发展高机动性、大载运量、具有装甲防护能力的伤病员救护车辆，美国的斯特瑞克装甲医疗救护车是其中的典型代表，该车不仅解决了高机动性问题，还提高了乘员和伤员的医疗救治能力和生存能力。

伤病员救护车的发展趋势表现为如下几点。

1. 提高机动性，同时注重提高通信能力和防护能力。
2. 强调连续性医疗救护，提高综合救治能力。
3. 注重军民结合，引进新技术，改善后送条件。
4. 装备的系列化、组合化水平不断提高。

（三）卫生运输机关键技术与系列装备

美国、俄罗斯、德国、约旦等国家都在运输机转运伤员的专用综合集成急救装备方面有成熟产品，其中美国与俄罗斯研制的生命支持系统可以直接卡在运输机担架附加装置上。而国内目前尚无成熟的同类产品投入使用，也无类似装备报道。今后卫生运输机关键技术与系列装备的发展趋势主要表现在组装配套性好，便于使用；坚固轻便，机动性增强；通用性强，适用性好；电子设备间互不干扰。

（四）救护直升机关键技术与系列装备

美国、英国、法国、意大利等发达国家已经拥有专门的搜救力量，包括专用的搜救飞机和经过专门训练的人员。救护直升机曾多次执行过搜救任务，搜救性能不断得到改进，发展已经较为成熟。国内搜救直升机的研究和研制处于刚刚起步的阶段，现有的搜救直升机功能单一，性能落后，无法满足我国新一代搜救直升机的要求。

救护直升机的未来发展趋势体现在如下几方面。

1. 较强的搜救能力　能够在多种地理环境和天气环境下执行全天候的搜救任务。
2. 多功能集成　不但有强大的搜索能力，还具有现场急救、后送连续救治及多伤员生命支持的综合救护功能。

（五）空中医院关键技术与系列装备

沙特阿拉伯是最早把空中医院用于伤员救护的国家之一。20 世纪 80 年代初，在第一架空中医院诞生后不久，美国随即将其改装成可用于远距离空中医疗支援的空中医院。美国将 C-130 飞机改装成空中医院，主要用来应急救护美国军队海外战区的伤病员。

空中医院关键技术与系列装备的发展趋势表现在如下几方面。

1. 机上医疗设备配备越来越先进，远程医疗设备将装备空中医院并投入使用。
2. 大型空中医院机上布局逐步优化，科室设置逐步合理，医疗、辅助诊疗和生活保障功能单元配套，整体救护效果进一步加强。
3. 机上伤员居住环境和条件将进一步改善。
4. 机上照明、温度、饮食、给水等卫生学问题进一步标准化，机舱有害毒物的危害逐步减少。
5. 以直升机为载机的空中医院，其大量装备为高新技术装备，具有全天候（时）空中救护伤病员的能力。

（六）海上伤病员运送平台关键技术与系列装备

各国的卫生运输船主要由伤病员收容病房及小型的手术室、检验、药房、消毒供应等医技科室，伤病员接收和分类甲板，航行、生活保障舱室等组成。

1. 特点　有较大的伤病员收容量；医疗设备配备主要以继承性治疗、护理及急救设备为主，包括输液器、呼吸器、除颤起搏仪、心肺复苏器、手术床、外科手术器械、心电图机、监护仪及少量检验设备等；医护人员配置以中初级内科、外科医生，病房护士为主，还有部分特检、麻醉、药剂等技术人员。

2. 趋势　新造和改装相结合，扩大船舶资源；吨位增大，收容能力提高；医疗装备现代化，救治范围扩大。

（七）卫生列车关键技术与系列装备

因卫生列车具有载运量大、速度快、能在短时间内疏散大量伤病员等特点，很多国家都发展了卫生列车，如德国、法国、俄罗斯等，我国也多次动用卫生列车执行军事或灾害救援等任务，担负从一线医院往二线和后方基地长途转运伤病员的任务，不仅加快了后送速度，而且有利于后送途中的救治。卫生列车的发展趋势表现在手术、急救、伤病员运送等专用车厢及所装医疗救治设备选型科学，布局合理，功能集成，效率提高，适用性强。

四、伤病员连续救治装备

在移动式一体化运送-救治-监护装备关键技术和系列装备方面，国外在20世纪80年代已开始了相关研究。美国、俄罗斯、德国、澳大利亚等国家都有类似的系列产品，其中美国研制的"LSTAT"系统已发展到第六代。国内在这方面的研究起步较晚，目前只有军队的相关单位进行了相关的研究，但研究的成果在系列化、产品化方面与国外相差较远。移动式一体化运送-救治-监护装备关键技术和系列装备的趋势表现为医护工作量降低，后送时间延长，救治效果得到提高；装备的智能化和信息化水平提高，能够进行远程诊断和远程手术。

五、野外移动医疗机构救治装备

野外移动医疗机构救治装备因其展收时间短、使用空间大、受外界气候影响小、机动性强，普遍受到世界各国的重视。归纳起来，其主要有如下特点：①标准化、模块化、系列化水平高，能满足不同任务的需求；②机动性高，环境适应性强，救治环境好，救治水平不断提高。近年来，在野外移动医疗机构救治装备关键技术研究和装备系统领域，履带式全地形系列医疗模块等方面表现出不同的现状特点和发展趋势。

（一）履带式全地形系列医疗模块关键技术与相关装备

履带式全地形车最早出现于瑞典、俄罗斯等少数几个位于北半球的国家，这些国家地形条件较为特殊，如瑞典和俄罗斯境内湖泊沼泽众多，大面积的领土处于北极边缘地带的积雪区。国外履带式全地形车代表车型有瑞典的 BV206、新加坡的"野马"、俄罗斯的"上帝"等。而 BV206（BV206S、BVS10）从 1974 年开始被研制，先后生产约 11 000 辆，主要在法国、德国、美国、英国、西班牙、意大利、加拿大、芬兰、挪威和瑞典使用；新加坡的"野马"全地形车从 1995 年开始被研制，目前已经装备新加坡陆军 800 多辆；俄罗斯的"上帝"全地形车从 1982 年开始被研制，主要装备在俄罗斯。国内代表性的履带式全地形车是贵州詹阳动力重工有限公司开发的 JY813"全地虎"履带式全地形车。未来全地形医疗模块的发展趋势表现为内部布局合理，模块化程度高；救治环境好，人员舒适性高；环境适应性强。

（二）初步外科手术系统关键技术与系列装备

经过数十年的发展、提高，各国卫生技术车辆已由单一保障功能的专用汽车发展成为由多种卫生技术车辆构成、可实施快速机动综合保障的综合车辆系统，具体体现在技术性能水平高、作业和自身防护能力强、配套程度高等。未来发展趋势则具体表现在稳定现有门类系列，局部改进提高；车、舱、帐篷组合使用，扩大使用范围，发挥最佳效能；运用高新技术，加强新品种预研力度。

（三）帐篷式野外医院系统关键技术与系列装备

目前，从形式上看，野外医疗系统平台主要有方舱、帐篷式及帐篷与车辆组合式等形式，但各国都是以帐篷作为组成野外医院系统的主要掩体形式。世界各个国家在这方面的研究投入较早，发展了具有各自特色的帐篷式野外医院系统，相关研究也较为完善，技术比较成熟，已经能够为各自国家提供野外医疗保障能力，如美国的可部署快速展开外科医院、瑞典的充气式帐篷医院及法国的 TMB 帐篷医院等。我国以往也采用帐篷作为构成野外救治机构的主要形式，但没有专门用于医疗系统的专用帐篷，而且在帐篷式野外医院的编配、部署及配套保障等方面都没有进行系列研究，缺乏相应的配套装备。帐篷式野外医院系统关键技术与系列装备的发展趋势体现在如下几方面。

1. 系列化，即在统一基本结构的前提下，形成不同尺寸系列的帐篷系统，以适应不同保障需求。

2. 模块化，即设计几种基本的标准（通用）部件或组件，然后根据不同用途组合成所需形式（尺寸、布局、规模）的帐篷系统。

3. 提高帐篷的"三防"性能，以适应核生化条件下开展正常医疗救治作业的需要。

4. 进一步改善卫生帐篷系统内的环境条件,以适应繁重医疗作业条件下人-机工程学指标的需要。

(四)可空投式医疗系统关键技术与系列装备

国外十分重视空投式卫生装备的研究和配备,各大强国都装备有可空投式野外医院。2007 年,美国军方研制成功一种可空投的折叠式野外机动医院,使用 3~4 个就可以完成常规武器条件下一个师的战时卫勤保障任务。法国的前方外科医疗单元空投后即可展开 20~30 张床位的医院,各型救护车空投后既可快速组装救治,又可快速后送。我国空投支援医疗系统装备方面仍处于空白,没有形成快速、灵活、机动的卫勤保障能力,这与西方发达国家相比有非常大的差距。随着信息化在卫生装备领域的不断深入,空投卫生装备呈现出系统化、智能化、模块化、机动灵活性的发展趋势。

(五)方舱式医疗系统关键技术与系列装备

国内外开展了一系列方舱式机动医疗系统的研究。除 MASH2000 机动外科医院系统外,美国还研制了一种新型移动医疗单元,配置了自我保障供给系统,可在 1 小时内建立一个完整的含自给电源、空调、管道、护士呼叫等功能的医疗设施。国内也研制了方舱式医院,但仍存在医疗救治功能单元不完备、救治范围不够全面等问题。未来方舱式医疗系统的发展趋势主要表现为不断提高满足吊装、叉装和通用化运输需要的能力;重视环境适应性和防护能力的提高;标准化、通用化、模块化程度不断提高;应用向多功能化发展。

(六)巡诊医疗系统关键技术与系列装备

近几年来,由于各地综合性医院体检事业的蓬勃发展,巡诊医疗系统也逐渐在各个综合医院开始得到应用,以便更好地开展体检业务,节省体检成本。我国军队已经成功研制了野战手术车、医技保障车、野战 X 线车、生物检验车、远程会诊车等卫生技术车辆,并批量配发部队。然而,这些卫生技术车辆专业性较强、健康体检功能有限,不能满足执行任务前、中、后的实时、快速、准确健康体检的需求。巡诊医疗系统的发展趋势具体体现在功能全面,医疗保障性能多元;机动性好,模块功能强;能满足健康体检项目分类和快速创伤救治需要。

六、防疫核生化医学救援装备

野外防疫装备关键技术与系列装备平台研发方面:卫生防疫装备是灾害医学救援装备的重要组成部分,是应对突发公共卫生事件、有效控制灾后疫情的重要保障手段。从国外资料来看,常见的卫生防疫装备主要是背负式、手提(推)式和车载式消杀装置等,未见专门的机动防疫装备方面的报道。我国的卫生防疫装备主要是背负式、手提（推）式及机动防疫装备，其中机动防疫装备只见于军队装备的卫生防疫车，可用于室外环境的大面积消毒和杀虫作业。从"5·12"汶川地震卫生防疫车的使用情况来看，现有的卫生防疫车主要存在道路适应性差、载药量小、施药器械射程低等问题，尚不能满足灾害医学救援的卫生防疫保障工作要求。因此，为适应灾害医学救援卫生防疫工作的需要，研究高效、适用、可靠、地形适应性强的机动卫生防疫装备对提高我国灾害医学救援的卫生防疫能力是十分重要的。今后，高效、适用、可靠、地形适应性强的机动卫生防疫装备将成为该领域的研究重点。

（一）现场快速侦检关键技术与系列装备研究

现场快速侦检的核心在于检验的时效性、特异性和灵敏度。另外，现场应用对设备的便携性、环境适应性和易用性也有较高要求。针对这些问题，以核酸及免疫检测技术为依托，国外推出了手持、机动（车/机载）、点源固定等多种形式的现场快速侦检装备，相较于国际先进水平，国内现有装备在性能、系列化、配套化等方面均存在较大差距。随着新材料、新方法的不断出现，多元荧光标记、核酸等温扩增等新技术在快速侦检领域显示了广阔的应用前景，现场快速侦检装备检测将更加快速、功能将更加集成、体积将更加紧凑。

（二）移动式侦检装备平台关键技术与系列装备研究

我国早期的侦检装备由于受当时技术、设备及制造工艺的限制，整车勤务能力、设备作业功能、检验方法和技术平台均不能完全满足目前的需求。国外大多是在生物侦检车上装配一台检验设备，技术平台单一，过分依赖仪器，忽视了生物检验常规技术的应用。今后，生物侦检车将朝着检验技术综合集成、作业安全防护能力强、车内布局人机和谐、隔振性能好等方向发展。

（三）生物安全监测预警应急救援网络化系统

自从"9·11"恐怖袭击事件以后，针对突发生物事件的威胁，美国在国防高级研究计划局（DARPA）立项研究的 C4I 系统基础上，建立了 C4ISR 系统，帮助决策部门掌握危害的程度，确保能快速有效地做出反应。随着计算机技术的发展，特别是分布式人工智能领域的研究进展，智能体（agent）及多智能体（multi-agent）技术已经成为解决现实世界疾病传播与控制、生物安全等复杂问题的一个重要的解决方案。将智能体技术与虚拟现实技术结合，可以将人类社会行为在三维虚拟环境中以三维动态的形式表达，可以模拟人与人、人与环境的交互，从微观表达方面对人类社会系统进行模拟。智能虚拟地理环境系统能对公共卫生、城市交通、突发事件、经济贸易等复杂人类社会过程实现三维可视化模拟，并能采用统计分析等方法对其特征规律进行研究。这也将为研究生物安全监测预警应急救援网络化系统的复杂性提供一个可能的解决方案。国外的监测预警灾害医学救援网络化系统一般是通过局域网、城域网和广域网，由监测模块、采样模块、检验模块、消除模块、救治模块、流调模块、数字化单人模块、现场通信指挥平台及后方专业技术支撑平台构成。

目前，我国的监测预警灾害医学救援装备存在着如下问题：各业务要素各自为战，无协同作战能力；上、下级通信联络不畅，应急救援指挥能力差；缺乏各种设备在用状态管理机制，易出现生物检测、监测工作的漏洞；疫情现场出现疑难问题，无专家决策系统的支持，影响求援工作时效甚至会贻误战机。为解决上述问题，应在已取得研究成果的基础上，重点研发生物安全监测预警应急救援装备的网络化和数字化等关键技术，实现生物安全监测、采样、检测、消除、救治和流行病学调查的业务综合化、生物信息化、指挥网络化，构建早期监测、快速预警与高效处置一体化的生物安全监测预警应急救援指挥系统，并在国家公共安全应急体系建设和国防现代化建设中发挥作用。

（四）个体洗消装备关键技术与系列装备研究

在核生化污染条件下，人员皮肤很容易沾染毒剂，若不及时洗消，将会削弱人员的战斗力和生存能力。因此，美、俄等国大力发展个人洗消器材。代表性的装备有美国的 M291 皮肤消毒包、俄罗斯的 IPP-3 消毒盒等。20 世纪 90 年代，美国军队装备了以 XE-555 吸附反应型树脂为活性成分的 M291 皮肤消毒包，其最大优点是轻便实用，能快速吸附毒剂并能与毒剂反应降解，对人员皮肤无任何副作用。美国国防部 2004 年批准使用"All-Clear"新型化学生物泡沫洗消剂，该泡沫由缓冲蛋白质中的水解酶与生物杀灭剂混合而成，无腐蚀作用、无氧化作用、无毒、可生物降解、无有害残余、无环境危害。美国华尔特里特陆军医学中心采用一种固载酶的聚亚胺酯泡沫作为消毒材料，只需一贴一擦就可消毒，而且毒剂液滴很容易被吸收和降解，不会造成二次污染，可用于个人皮肤消毒包。目前，我国拥有三合二消毒剂、191消毒剂、活性白土等多种消毒剂及对染毒人员进行自救处理的个人洗消装备。但仍以化学氧化原理洗消为主，对安全、环保的新型洗消剂和个人生物污染洗消剂、洗消装备研究不足。今后，新型人员洗消剂的发展趋势主要是高效、广谱、低腐蚀、无污染。目前具有应用潜力的研究方向有生物酶催化、吸附反应消毒剂、电解消毒水、纳米金属氧化物和自动消毒涂料等。

（五）集体洗消装备关键技术与系列装备研究

核生化战剂的洗消是核生化条件下伤员救治和正常人员染毒清除中的重要环节，人员（包括伤员和医务人员）洗消器材是卫生装备的重要组成部分。国外的洗消装备种类较多，包括小型洗消器材、洗消车辆、洗消方舱等。美国生产的 XM-16、XM-14 及 ABC-M12A1 型洗消车可对人员及装备进行洗消。德国将"克歇尔"DECOCONTAIN 3000 洗消系统集成在标准的集装箱内，成为新一代紧凑型高性能洗消系统。在受到核生化袭击后，该系统可以同时进行装备、人员、服装和设备的洗消。从洗消对象来看，对敏感装备和人员的洗消仍是该领域的发展重点。目前我国军队的相关装备主要是防化洗消器材和装备，主要用于装备的洗消。针对伤员的洗消装备还未见报道。目前，小型洗消器材正向机动、快速、高效的方向发展，高温高压洗消器材是国外新一代洗消器材的特征和标志。大型洗消器材则正向多功能、自动化和高机动性方向发展。在研究新装备的同时，对原有装备的改进和发展也是各国开展的重点工作，目的是使洗消装备系列化、通用化、平战结合，以适应多层次、各种目标的快速高效洗消的需要。

（六）个体防护装备关键技术与系列装备研究

在核生化污染条件下，个体防护装备对于人员的生命健康至关重要，它主要分为呼吸防护装备和全身防护装备。外国（军）的个体三防装备较为先进和系统，尤以美国的最为完善。其典型代表有 M40、M42、M45、M48 系列防护面具，XM50/51 联合通用面具，联合轻型集成防护服 JSLIST，战斗服防护罩衣，自携气有毒环境防护服等。国外一些大公司的个体防护器材也在全球安防市场居统治地位。例如，美国 3M 公司的 N95 系列口罩、Air-Mate 系列防护头罩、MSA 公司的系列防护面具、Dupont 公司的 Tyvek 系列防护服、法国 Sperian 公司的 Delta 系列高等级生物防护服等。近年来，我国的个体生物防护装备取得了长足的发展，但和国外先进水平相比还有很大的差距，主要体现在品种较少、系列不完整、技术有待提高、功能有待完善。目前，国外生防装备和"三防"卫生装备呈现以下特点和发展趋势：①高防护性能、高环境适用性；②低生理负担、高舒适性；③体积小、重量轻、机动、快速；④核生化一体防护、诸兵种装备联合；⑤系列化、通用化、模块化；⑥信息化、智能化；⑦新技术的大量应用。

（七）"三防"舱室防护关键技术与产品研究

国外"三防"舱室防护关键技术与产品研究起步较早，技术先进，已形成系列化、模块化的滤毒通风装置，防护舱室压力控制稳定、可靠，自动控制水平高，舱室内部消毒广泛采用了安全、高效、环保的汽化过氧化氢（VHP）、气体二氧化氯消毒技术；手术室、隔离病房等大量使用了一次性杀菌率达到 99% 以上的高强度紫外线空气消毒装置，有效降低了手术和救治方舱、帐篷等的细菌浓度及手术感染和人员交叉感染的概率。今后，该领域的发展将呈现系列化、模块化、自动化程度更高、性能更加可靠的发展趋势。

（八）核生化污染伤员的现场救治装备

1. 洗消装置和核生化污染伤员急救车、治疗车　核生化污染伤员的现场救治装备中最重要的是伤员洗消装备和运送救治装备。国外用于伤员洗消的装备发展较早，从 20 世纪 70 年代开始，以美国、德国、苏联等为代表的发达国家就开始装备各类伤员洗消装置，其发展特点表现为专业化水平高、系列化程度高、技术水平先进。我国虽有用于正常人员及装备、物品的洗消装备，但尚无成熟的伤员洗消装备。与此同时，发达国家积极发展具有核生化超压防护能力、装甲防护能力、途中救治能力和综合治疗能力的伤病员运送车辆和治疗车辆，美国、德国等国家的核生化污染伤员急救车和治疗车都装有"三防"滤毒通风装置，可实现超压防护；我国 2003 年 SARS 暴发后推出了用于运送烈性传染病员的负压救护车，但缺少具有超压防护能力、途中救治能力和综合治疗能力的核生化污染伤员急救车、治疗车。今后，该型装备将向专业化水平和系列化程度更高、技术更加先进的方向发展。

（1）便携式智能一体化无线监护系统：国外在增加隔离装置的监护功能方面有初步研究，国内尚处于空白状态。目前国外同类设备存在以下几个方面的问题：①功能单一。就某一个产品来讲，只具有监护功能，尚没有一种产品能够同时集成无线监测、无线听诊和无线医患通话功能。②通用性较差。就某一产品来讲，即便具有监护仪功能，但都内嵌在隔离装置内部，无法应用于国内现有隔离装置。而且，国外带有此监护功能的隔离装置价格很高，不适合我国的国情。本系统具有很强的通用性，在无须改变现有隔离装置内部结构的情况下，就可以增加无线生命体征监测、无线听诊及无线医患通话的功能。

（2）便携式智能一体化无线监护系统发展趋势：①便携化，采用小巧轻便的结构，易于携带、组合和分解。②通用性强，无须改变现有隔离装置内部结构，就可以增加无线监护功能。③多功能，不但具有无线生命体征监测功能，还附加其他便于诊断和交流的功能，如无线听诊、无线医患通话等。

2. 污染创面洗消包扎包　国外已形成化学战剂肌内注射解毒、核生化战剂口服预防与救治、暴露皮肤与服装沾染核生化战剂洗消、化学战剂污染创面洗消与包扎等完整的装备体系。在国内，化学战剂肌内注射解毒、核生化战剂口服预防与救治、暴露皮肤与服装沾染生物战剂洗消等装备也已形成体系，较为成熟；目前尚无用于化学战剂污染创面洗消与包扎的装备。该包扎包今后的发展方向是高效、低毒、低成本、便携性好、展开迅速等。

（九）移动式伤员治送结合装备关键技术与系列装备研究

在"三防"智能化伤员急救与后送系统方面，目前各国都在大力发展具有"三防"功能的治送结合医疗装备，大部分是在原有急救装备上进一步添加或增强"三防"能力，能在后送途中进行连续监护和救治，加强机动性和配套性。例如，美国在研制出"创伤生命支持运送系统（LSTAT）"的基础上，进一步研制了具备"三防"功能的移动式综合急救系统，该系统的优点是功能集成、完善，自动化程度高，但价格昂贵，工艺复杂，所以美国目前也正在开发重量更轻、价格更合理的类似装备。我国已研制出的担架式综合急救系统不具备"三防"防护功能，此外，我国研制的负压隔离担架只对生物病毒有防护性能，也不具备途中急救功能。具有核生化战剂污染防护功能的移动式治送结合装备在国内还是一项空白。今后一段时期内，该领域的研究主要呈现两大发展趋势：①多功能集成，集核生化防护、急救和后送功能于一身。②智能化程度高，具有自撑和自控能力，以及较强的信息化能力。在核化战剂污染伤员正压运送舱（袋）与具备生命支持与微环境监控功能的可折叠生物战剂污染病员负压隔离舱方面，国外核化战剂污染伤员经洗消后采用正压运送舱（袋）或集成急救与监护设备的担架转运，其中正压运送装备配备有核生化三防送风滤毒装置；生物污染伤员采用负压隔离舱转运，配备高效排风过滤装置，部分产品具备输氧输液等生命支持与舱内微环境监测的能力。国内目前仅有传染病员运送负压隔离舱，不可折叠，不具备病员监护与舱内微环境监测能力；尚未见其他产品。今后一段时期内，该类装备将呈现过滤性能更高、多功能集成、人-机-环境和谐的发展趋势。

（十）模块化帐篷式医疗救治单元关键技术与系列装备研究

国外发达国家非常重视软体式集防装备的发展，如美国的具有生化防护功能的帐篷式野外救护机构（CBPS），芬兰的 COLPRO Squad 核生化遮蔽系统和英国的移动式软体集体防护系统（UCPS）。目前国内集体防护装备多为固定掩体、三防帐篷或只能机动使用的三防帐篷，没有集体防护隔离转运帐篷。集体防护系统发展趋势表现为小型化、轻型化、低成本、低能耗、易组装、多功能。

（十一）模拟关键技术与战略支持技术平台软件研究

由于核生化污染环境几乎无法真实再现，有效的核生化致伤救治训练难以开展。采用模拟人开展训练较为普遍，挪度等公司开发的核生化战伤救治模拟人，可模拟典型核生化伤情，训练救治人员对核生化战伤的判断、洗消、诊治。挪度公司与美国军方合作开发的军队急救虚拟训练系统也有针对核生化条件下的病例。目前，国内在该领域尚处于空白。该领域的研究趋势是普遍采用虚实结合技术，将模拟人实体与软件系统有机结合，充分发挥两者的训练优势。另外，虚拟环境仿真技术也将用于核生化救治训练，有效增强训练的沉浸感，提高训练效果。

（十二）相关体系构建及综合集成方案研究

目前我国"三防"医学救援装备研究存在缺乏体系框架、编配体系不完善、缺乏关键技术体系和战技指标体系及评价体系、研究起步较低、选型方法不科学、无量化选型方法和计算机辅助选型支持系统及装备零散分散等问题。今后，该领域将向着体系更加完善、标准更加细化、方法更加科学的方向发展。

（十三）核生化战剂污水收集处理关键技术与系列装备研究

核生化战剂污水处理技术主要包括物理法、化学法、生物法，目的是控制水中污染物含量，消除污水对环境的影响，达到直接排放标准。由于污水水质的复杂性，单一方法难以满足要求，需要集成技术，如膜生物反应器（MBR），它是由膜分离技术与生物反应器相结合的生物化学反应系统。目前，国内大多数医院安装了污水处理系统，主要对污水进行消毒、降低无机物及有机物含量、去除悬浮物等，系统结构复杂，占地面积大，且多为固定式，不具有机动性能。现有的固定式污水处理系统机动性差，没有考虑到核生化战剂的污染，不适合野外使用。技术高度集成与无害化处理将成为该领域的发展趋势。

七、后方医院救治与康复装备

美国、德国、以色列等国家普遍采用模拟人技术开展医疗培训，美国建有医疗模拟培训中心（medical simulation training center），其研究内容涵盖急救、护理及外科手术的模拟培训等方面，研发了一系列培训系统与实物装备，如 AMTT（advanced medic training technologies）系统、STATCare（simulation technologies for advanced trauma care）系统、VIRGIL 系统及一系列虚拟现实培训系统。自 2005 年起，我国军队相关单位、上海交通大学、南开大学等单位合作开展了虚拟现实、数字人体、操作感知等关键技术研究，研制出外伤止血、CPR、搬运等模拟训练系统。

未来，除现有的计算机辅助训练模型、虚拟现实培训系统及生理驱动型模拟系统外，模拟训练装备还将涵盖心肺复苏、气道管理、护理、麻醉等，可进行静脉注射、气管插管、穿刺、除颤等操作，可应用于医学教学、培训及考核等领域。以美国为例，其未来的卫勤模拟训练装备主要涵盖以下几个领域：基于计算机的交互式多媒体系统、数字化模拟人、局部功能训练模型和虚拟现实训练系统。基于计算机的交互式多媒体系统，由模拟人和计算机等构成，模拟人对训练者操作的生理学和药物代谢动力学反应在计算机上显示，以对训练者进行评价，下一步工作主要集中在核生化沾染伤病员处置的模拟上，并将在运动功能补偿和生理、心理功能重建方面有重大突破；数字化模拟人，目前发展比较成熟的是胸外伤训练模拟人，可供医务人员进行胸外伤诊断和处置训练；局部功能训练模型，主要目的是提高医务人员对某些高危操作的熟练程度，包括环甲膜切开术训练模型、胸腔穿刺术训练模型、中央静脉插管术训练模型、放血训练模型、股骨骨折处置训练模型、颅骨钻孔训练模型等；虚拟现实训练系统，在应用声光等特效的虚拟场景内，医务人员进行伤病员检伤分类、急救处置等的训练。同时，环境控制系统、心理训练和干预系统将受到极大重视。

康复类装备量大面广，成长性好，在未来将有重大产业需求，会受到极大重视。相应的，其评价技术和软件也得到很大关注。未来，康复类装备的发展趋势如下：将在运动功能补偿和重建方面有重大突破；将生物材料技术用于人体康复，形成人-机一体化产品。

八、医学保障装备

血氧液供应是综合保障装备的核心，本节仅对国内外血氧液制取装备进行简单阐述。各类突发事件的显著特点是短时间内可能产生大量伤员，且伤情将更加复杂，伤员的抢救与后送均需要消耗大量的血液、氧气和液体。作为灾害医学救援保障装备的重要分支，血氧液储存运输及制取关键技术与装备在灾害医学救援保障中发挥十分重要的作用。经过多年的不断发展和完善，国内外在该领域的研究方面取得了一些技术突破，研制出了一系列装备。这些装备在平战时的卫勤保障中发挥了重要作用，主要表现在以下几方面。

（一）成分血储运关键技术与系列装备研究

国内外研究的重点主要集中在系列化的血液储运设备研究和运血车研究两大方面。其中系列化储运血箱研究的重点主要为以下三方面：①保温工艺、快速制冷和高精度控温研究，集中在密封隔热、半导体循环热管散热、微型压缩机调速和智能温度控制方面，以提高制冷速度和控温精度；②快速解冻和复温技术研究，集中在高精度温度控制和加热保温工艺方面，以改善寒区、落水和体温过低的危重伤员复苏救治条件；③系列血液温度监控设备研究，包括防水温度记录仪和无线网络化血液温度监控系统，以实现血液"储、运、输"过程中的全程信息化监控，提高血液安全性能和救治效率。当前，超低温深冷、真空绝热、射频消融、无线自组网等技术被广泛引入到本领域中，这必将促进新一代成分血储运输设备的飞跃发展。运血车研究方面，国外运血车装备规格多，形式各异，有的是独立机动的运血车，如美国的 RAM3500 运血车、德国的 BENZ L407 运血车、英国的 Aish 移动血库、日本的住友采运血车；有的采取挂车形式，如日本的"五十铃"运血车、俄罗斯的 PM-II 运血车。总体来看，国外运血车设备较先进，功能配套，并可自动记录血液贮藏箱温度。根据各国国情不同，冷藏型、保温型、调温型运血车均有，在设计、制造、改装中应重视环保节能。国内运血车研制水平较低，在成分血液运输方面几乎是空白，一般仅有 1 个血库，仅可设定一种温度，要么运输全血、要么运输冷冻血浆，这与当前血液保障需求的多样性有巨大差距。今后，该类装备将向着系列化程度高，功能配套完善，设备更加先进、更加环保节能的方向发展。

（二）氧气现场快速制取、供应和救治装备关键技术与系列装备研究

国内外现场制氧原料为空气、氧化物和水，制取方法分为空气分离法、化学法和电解法，其中空气分离法包括深冷法、PSA 法、膜分离法。深冷法不适合现场快速制氧，PSA 法现场制氧有较大优势，膜分离法氧气制备也已引起关注，化学产氧不需要外界动力，多用于小规模制氧。国外的机动式制氧装备型号齐全，以制氧方舱和制氧车为主，配有便携式制氧机及充贮氧设备，可满足应急用氧需要。我国也研

制出制氧挂车、气体方舱、PSA 系列医用制氧设备、便携式制氧机等，但装备的技术单一，大多不适合野外灾害救援用氧需要，而且环境适应性差，不适合高原、高寒、高温、高热及其他野外环境使用。在今后一段时期内，医用氧气现场快速制取、供应和救治装备关键技术与系列装备研究将朝着不断推出各种新型吸附材料、不断发展分离技术与材料、不断应用模块化技术和不断探索新的补氧途径的方向发展。

（三）野外医药用水、医用液体现场制取与供应关键技术和系列装备研究

美国 20 世纪 60 年代开始研究反渗透膜分离水处理技术，研制出便携、机动式制水配液装置，并逐步采用荷电材料、轻便药液包装袋及浓缩型预制剂等新技术，使装备性能不断提高。德国、苏联等国也研制出生产瓶装与袋装药液的制剂室。我国先后采用电渗析、离子交换、反渗透、电去离子及荷电膜等水处理技术研制出小型纯化水机、制液车等，但是装备的机动性、稳定性、可靠性及模块化、功能集成化等方面与先进国家相比仍存在较大差距。在今后一段时期内，国内外野外医药用水、医用液体现场制取与供应关键技术和系列装备研究将朝着装备轻便小型化、大量应用新技术新材料和技术集成度越来越高的方向发展。

九、信息化医学救援装备

信息技术等高新技术的广泛应用对医学救援领域的各个方面都产生了重大而深远的影响，作为医学救援的物质基础——医学救援装备也必须进行信息化建设以适应新的任务需求。国外针对新形势下的医学救援需求，大力发展信息化医学救援装备，已取得初步成果。为了进行信息共享，实现互联互通，美国国防部从 2006 年就规定，研发或购买的一切装备都必须便于联网，而且要适于全球信息网。不需要不能入网的装备和通信系统，需要的是网上的节点。所有后勤保障机构和设施，以及每一个单装、单件物资，应能随时随地融入同一信息网络，即所谓的全要素入网。为了实现这一目标，美国对某些传统救援装备进行信息化改造并利用信息技术研发新的救援装备，这些救援装备依靠信息网络的支撑，通过信息的有序流动，即所谓的"信息流"，实现了功能上的有效整合。

与发达国家相比，我国的救援装备信息化建设尚存在一定差距。在这种前提下，我国可以参照发达国家的经验，从新研和改造两方面入手来开展装备信息化建设。要进行传统救援装备的信息化改造，一是给装备加装硬件接口，二是制定相关数据标准，这样就可以使信息在装备间能够顺畅流动，实现信息共享。

十、机器人

医用机器人是集医学、生物力学、机械学、机械力学、材料学、计算机图形学、计算机视觉、数学分析、机器人等诸多学科为一体的新型交叉研究领域，已经成为

国际机器人领域的一个研究热点。目前，先进机器人技术在核生化污染侦察（采样）、伤员搜救、搬运、外科手术、康复等方面得到了广泛的应用。近来，随着科技的进步和理论的发展，医用机器人呈现出标准化、模块化、网络化和智能化等趋势。

（一）核生化污染侦察（采样）机器人

美国、日本和欧洲各国早在 20 世纪 90 年代初就竞相开发相关的技术。美国自从"9·11"事件以后，就开始针对全球反恐的需要研制相应的核生化侦察和反恐、防爆遥控机器人系统，包括 iRobot PackBot 核生化无人地面侦察机器人等。随着国内外恐怖活动的加剧，国内从 2001 年开始，一些高校和研究单位在国家高技术研究发展计划（863 计划）的资助下，针对反恐的需要，开展遥控防爆机器人技术的研究，已经取得了一些初步成果，如中国科学院沈阳自动化所研制出的"卫富"和"灵蜥"危险作业机器人，北京理工大学智能机器人研究所研制出的轮履复合式地面移动机器人等。上述机器人在行走机构、模块化、机械手等方面各有特色，但大多数系统处于研究探索或实验室阶段，许多技术有待进一步研究，机器人性能需要进一步提高。核生化污染侦察（采样）机器人的发展趋势为提高防护能力，使之能够适应多种危险环境；可洗消能力增强；能够根据环境进行自身机构重建。

（二）伤员搜救机器人

目前伤员搜救机器人在各类反恐、处突事件中已经得到广泛应用。美国、日本此类机器人发展最早、技术手段也最为先进。在美国，多个高校的研究中心、国家研究机构和公司进行了此类机器人的研究，一般包括履带式搜救机器人、可变形搜救机器人和仿生搜救机器人等，其中后两种主要是为了适应狭小的环境而设计出来的。在国内，一些专家学者也意识到灾难救援等危险作业机器人技术研究的重要性，许多高校和研究所在搜寻机器人技术等方面开展了研究，如适用于地面、墙面、涵道的先进探测机器人、超小型飞行器、浅水潜游探测机器人等。未来伤员搜救机器人的发展重点主要集中在提高移动性、增强恶劣环境适应能力（如防水、耐高温能力）、改善人机通信及传感检测水平等方面。

（三）伤员搬运机器人

早期，国内外此类装备的设计大多是用于物资搬运，如在地震后为瓦砾中的幸存者传递水、食品等。随着国际安全形势的恶化，伤病员搬运机器人在恐怖活动、武装冲突及生化袭击现场的作用逐渐引起人们的重视，如在地震、核生化袭击或有害物质泄露的危险环境中，伤员抢/搬运机器人可以凭借其良好的载重能力、灵活性和环境适应能力发挥重要作用。伤员搬运机器人的发展趋势为行进系统更加灵活，采用全向行走系统等，机动性更强；负重部分自由度增多，承重能力增强；智能化水平提高，可进行导航路径规划、快速地图重构等。其在民用市场上的应用前景也更为广阔。

（四）外科手术机器人

目前对外科手术机器人的研究主要集中在微创外科领域，按照应用范围可分为通用手术机器人和专科手术机器人两种。目前已投入临床应用的手术机器人主要有宙斯（Zeus）系统和达·芬奇（Da Vinci）系统。与传统人工手术相比，外科手术机器人克服了精度不足、切口较大、操作疲劳等问题，其优势主要体现在手术入路微创、术野图像清晰、操作精细稳定灵活等方面，但也存在着缺乏触觉反馈、价格高昂等不足。在国内，医疗机器人的研究越来越受到各方面的重视，也取得了一系列的成果，如北京航空航天大学机器人研究所研制的遥控操作远程医用机器人系统及上海交通大学研制的微型智能介入式诊断系统等，虽然这些系统离临床应用还有一定差距，但为我国研发拥有自主知识产权的医学机器人系统奠定了基础。在临床应用方面，中国人民解放军总医院引入了达·芬奇手术机器人系统，已在肝胆外科、泌尿外科、心胸外科等手术中得到成功应用，开创了一系列国际领先的新术式。外科手术机器人的发展趋势表现在通过理、工、医多学科交叉融合，进一步加强人机交互，完善感觉反馈，提高机器人手术的精度和效度；加强图形图像处理与相关脏器的三维可视化建模研究，完善虚拟手术系统；建立网络对接，实现远程遥控手术，拓展机器人手术的适用范围，使外科手术机器人在灾难现场、太空飞船、野外医院、偏僻山村等特殊环境的紧急医疗救助中发挥不可替代的作用。

（五）康复机器人

作为医疗机器人的一个重要分支，康复机器人已经成为国际机器人领域的一个研究热点。康复的含义是在受创伤或得病后恢复患者肢体或器官的正常形状或功能。康复工程致力于为患者提供此类辅助装置。目前，康复机器人在国外已经广泛地应用到康复护理、假肢和康复治疗等方面，其研究主要集中在康复机械手、医院机器人系统、智能轮椅、假肢和康复治疗机器人等几个方面。国内研究智能轮椅的机构有中国科学院自动化所等，该所成功研制了一种具有视觉和口令导航功能并能与人进行语言交互的智能轮椅。未来康复机器人的发展趋势主要表现在轻型臂、灵巧手、避障技术、导航技术等。先进的机器人技术将广泛应用到康复领域，提高康复机器人的灵巧性、柔顺性、动态响应特性及自制能力；仿生学的发展指引着康复机器人的未来，随着生物学和仿生学的发展，假肢和假器官会从外形、功能甚至组织结构上更加接近真的肢体和器官；康复理论的发展将催生新的康复机器人。

十一、综合保障装备

突发公共事件中的应急救援非常重要，西方发达国家很早就开展了突发公共事件应急救援体制的研究工作，出版了很多有影响力的著作，如威廉·L.沃的《应对危机四伏的生活：突发公共事件管理导论》（美）、罗森塔尔的《危机管理：应对灾害、暴乱与恐怖主义》（美）和罗伯特·希斯所著的《危机管理》（澳）等。灾害医学救援作为应急救援的重要组成部分，得到了各国极大的关注，除确立相应的法律法规与行动预案外，还在研究灾害医学救援装备发展战略、发展论证、决策支持系统、综合集成等的基础上，确立了相对完善的灾害医学救援装备体系。例如，美国在进行突发公共事件生物战剂侦检装备的选型中，通过分析确定了装备评估的19个指标因素（包括灵敏度、响应时间等），并对每个指标划分赋值区间，对装备效能进行评估，从而确立了科学的侦检装备体系。经过多年的发展，西方各国的灾害医学救援装备体系已初露端倪，一般由现场应急系列装备（包括伤病员急救、侦检装备等）、伤员抢运装具（包括担架、救护车、伤病员运输飞机和船舶等）、移动式野外医疗系统（包括医用帐篷系统、医用方舱系统、医院船、空中医院等）和环境适应装备（包括净水设备及冷、热伤防治设备等）四类装备组成，再加上固定医疗机构内的通用医疗设备，这样可以从前方现场到后方固定医院形成一个无缝隙的救治链条，提高救援效率。伤员在现场经过急救处理后，由伤员抢运装具运往移动式野外医疗系统或固定医疗机构进行进一步的治疗，而环境适应装备则能够使救援人员、伤员更好地适应各种恶劣的环境。

与西方发达国家相比，我国的灾害医学救援装备相关基础研究仍是软肋，综合集成和系统配套不足，标准化、模块化程度也需进一步提高。模块化方面，国外在装备编配和人员编组的过程中，主要根据不同的救治任务需求形成不同的救援模块。构建模块时，按功能建模，以任务组合，使每个模块既是完成系统任务、达成系统目的的一部分，又是可以独立编配、单独工作的子系统。以美国为例，其国家灾害医疗系统由以下三部分组成，即可部署应急医疗队、伤病员后送系统和确定性治疗机构。在组建可部署应急医疗队（共90支）时，就采取了模块化的方法，采用一定的人员、装备组成一定的功能模块，根据任务需求进行组合搭配，共同完成保障任务。

第三章 —————————————————————

灾害医学救援装备体系

<hr>

第一节　结构特性

一、内涵和外延

体系的基本内涵是若干事物或某些意识互相关联而构成的集合。对体系内涵和外延的理解和界定有不同解读。美国国防部认为，体系是相互关联起来实现指定能力的独立系统集合或阵列，其中，任意组成部分的缺失都会影响整体能力的发挥和提高。德国 Maier 认为，体系是组件的集合物，组件的运行于管理具有独立性，并具有整体涌现的行为特性。综合体系的认知，体系的主要特点表现如下。

（一）整体涌现性

体系是由若干要素构成的有机整体，对内呈现各要素之间的最优组合，使信息流畅、反馈敏捷，对外要研究系统内各要素发生变化对整体特性的影响。

（二）相互依赖性

构成体系的各要素之间是有机联系的，它们之间相互依赖、相互影响而形成特定的关系。其中一个要素发生变化，都将对其他某些要素或全部要素产生影响。因此，需要研究其影响范围、影响方式、影响程度。

（三）实践目的性

体系的价值体现在功能上，组成体系的实体具有特定的功能属性，完成特定的功能是系统存在的目的。一个体系可以有单一的目的，也可以有多个目的。这些目的往往是相互矛盾的，因此须运用运筹学的多目标优化设计法，求出各目标的折中最优解。

（四）环境适应性

任何体系总是存在并活动于一定的物质环境中，外部环境变化会使系统输入发生变化，从而产生干扰，引起体系功能的变化。通常，体系总是与环境不断地进行物质、能量、信息的交换。在环境对系统的输入发生变化时，好的体系能自动调节自己的参数乃至结构，始终使自己处于最佳运行状态，即体系的环境适应性好。

（五）动态发展性

体系的外部与内部由于各种原因而发生变动，通常把体系内部发生的变化过程称为活动。研究体系的活动规律并通过控制论的技术方法控制体系的活动，使体系始终在要求的功能状态下运行，也是体系设计任务的重要内容。

二、装备体系与灾害医学救援体系结构特点

装备体系是由多种装备系统构成的复杂系统，由单元或子系统及模块组成，其特点是既相互独立又联系紧密。而体系结构主要包括组成单元、子系统、模块，以及单件装备的种类、数量、比例、性能、物理接口与功能接口关系等。

灾害医学救援装备作为复杂系统，其影响因素很多，不可避免地包含诸多子系统。而针对灾害医学救援的特点和环节，每个子系统（包含单件装备）都要独立完成特定的救援任务，同时各个系统之间还要相互联系，以配套完成相关救援任务。例如，现场急救环节配置与包扎、止血、固定、通气、搬运、抗休克、抗感染等相对应的各类器材和装备，每个单件装备要完成与其相对应的急救工作，同时与其他单件装备相互衔接。再如，急救任务完成后，要通过运送工具将伤病员快速运送至野外移动医疗机构。这里反映两方面衔接，一是现场急救工作；二是必须考虑维持伤病员生命体征的稳定，为后续的野外移动医疗机构治疗创造条件；而野外移动医疗机构需要考虑现场进行了哪些处置，不能进行无效的重复性工作。这种相互衔接保证了救治工作的效率，也保证了装备效能得到真正发挥，其他装备和系统以此类推。

因此，灾害救援装备体系结构具有自身的特点，具体如下。

（一）独立保障性

灾害医学救援与平时院内救治和军队战时医疗保障之间最大的区别就是独立保障，因为没有其他配套保障分队。救援队伍在突发事件现场首先要能自我保障、自我生存。不仅要配备各类救治装备，还要配备水暖电、血液氧、宿营、饮食、油品、维修等装备；要求单件装备和系统不仅能完成规定的救援任务，装备自身还必须具有自我配套、自我修复、自我供应的能力，否则救援工作难以维系。

（二）相互关联性

1. 对于单件装备来说，其结构、材料、配件及与环境、气候、人机环节等相互依赖，任何一个环节出现问题都会影响装备性能的正常发挥。

2. 对于装备系统来说，整个系统由若干单元组成，每个单元由若干模块组成，各个模块由若干单件装备及其部件组成，相互之间互相联系，具有功能接口和物理接口，相互之间关联度强，构成系统的各要素之间是有机联系的，它们之间相互作用、相互影响而形成特定的关系。其中一个要素发生变化，都将对其他某些要素或全部要素产生影响，系统中某个环节出现阻遏，就会导致"木桶效应"。

3. 灾害医学救援装备系统模型化是抽象灾害医学救援装备系统的本质，揭示其结构、功能等的建模过程是灾害医学救援装备系统尚未建立之前的一种构想，是认识灾害医学救援装备系统属性的有效方法之一。反映和表达系统要素的组成与相互联系、相互依存的内在关系，是分析、设计、控制、评价系统特性、功能、输入输出响应的重要工具。建模无定式，是科学技术与艺术结合的创造性过程。其特性是抽象、准确、简化、适应。模型种类很多，有描述性模型（概念模型）、模拟模型、实体模型、数学模型。其中数学模型应用较多。

4. 系统优化性。灾害医学救援装备系统最优化是灾害医学救援装备系统在规定的约束下，目标值取得最优解或次优解或满意解的一种方法。最终目的是系统设计最优化、试验最优化、控制最优化。优化的类型：按目标分，有单目标优化和多目标优化；按变量取值方式分，有连续优化和离散优化；按系统状态分，有静态优化和动态优化。其方法是建立优化目标函数和约束条件，构成优化模型，用数学解析法、试探法或仿真法等寻求最优解。

5. 环境适应性。是指在外界环境中，执行卫勤保障任务的灾害医学救援装备的人造工程系统和人的活动系统综合维持自身生存的能力。环境是与装备工程系统和人的活动系统要素相联系的外部要素的集合。两者关系表现为环境对灾害医学救援装备系统的约束和灾害医学救援装备系统对环境的影响。外界环境与灾害医学救援装备系统构成的系统要素控制在一定量变过程中，两者相对稳定，表现为适应性。环境对灾害医学救援装备系统的干扰会引起装备工程性能或人的活动能力的波动，当环境变化超过装备工程性或人的活动性承受能力时，会破坏装备性能，甚至使装备解体，或抑制人的服务力、调控力。

6. 结构有序性。灾害医学救援装备系统是由若干子系统构成的。系统内部的各子系统、参量或因素的性质和对系统的影响是有差异的、不平衡的。但在远离临界点时，这种差异和不平衡受到抑制而未能表现出来。当控制参量的改变把系统推过线性失衡点，逼近临界点时，这种差异和不平衡就暴露出来，于是区分出快变量和慢变量，短寿命子系统与长寿命子系统。它们在不断地竞争着，系统有序结构是由少数的缓慢变化的变量决定的，所有子系统都受到慢变量的支配。研究灾害医学救援装备系统内部各子系统的差异性，系统可能有慢变量和快变量的产生条件及变化规律，控制系统内部各子系统的平衡条件，控制系统在确定的时空范围内远离失衡点、保持有序结构等，可试探运用系统支配原理加以研究，寻找描述途径。

第二节 体系框架

一、分类

（一）按相应机制分类

灾害医学救援一般按四级相应协调启动医学救援行动。

1. Ⅰ级响应 发生特别重大突发公共事件，国务院启动国家突发公共事件总体应急预案；发生特别重大突发公共事件，国务院有关部门启动国家突发公共事件专项应急预案；其他符合医疗卫生救援特别重大事件（Ⅰ级）级别的突发公共事件。国务院卫生行政部门接到关于医疗卫生救援特别重大事件的有关指示、通报或报告后，应立即启动医疗卫生救援领导小组工作，组织专家对伤病员及救治情况进行综合评估，组织和协调医疗卫生救援机构开展现场医疗卫生救援，指导和协调、落实医疗救治等措施，并根据需要及时派出专家和专业队伍支援地方，及时向国务院和国家相关突发公共事件应急指挥机构报告和反馈有关处理情况。凡属启动国家总体应急预案和专项应急预案的响应，医疗卫生救援领导小组按相关规定启动工作。事件发生地的省（区、市）人民政府卫生行政部门在国务院卫生行政部门的指挥下，结合本行政区域的实际情况，组织、协调开展突发公共事件的医疗卫生救援。

2. Ⅱ级响应 发生重大突发公共事件，省级人民政府启动省级突发公共事件应急预案；发生重大突发公共事件，省级有关部门启动省级突发公共事件专项应急预案；其他符合医疗卫生救援重大事件（Ⅱ级）级别的突发公共事件。省级卫生行政部门接到关于医疗卫生救援重大事件的有关指示、通报或报告后，应立即启动医疗卫生救援领导小组工作，组织专家对伤病员及救治情况进行综合评估。同时，迅速组织医疗卫生救援应急队伍和有关人员到达突发公共事件现场，组织开展医疗救治，并分析突发公共事件的发展趋势，提出应急处理工作建议，及时向本级人民政府和突发公共事件应急指挥机构报告有关处理情况。凡属启动省级应急预案和省级专项应急预案的响应，医疗卫生救援领导小组按相关规定启动工作。国务院卫生行政部门对省级卫生行政部门负责的突发公共事件医疗卫生救援工作进行督导，根据需要和事件发生地省级人民政府和有关部门的请求，组织国家医疗卫生救援应急队伍和有关专家进行支援，并及时向有关省份通报情况。

3. Ⅲ级响应 发生较大突发公共事件，市（地）级人民政府启动市（地）级突发公共事件应急预案；其他符合医疗卫生救援较大事件（Ⅲ级）级别的突发公共事件。市（地）级卫生行政部门接到关于医疗卫生救援较大事件的有关指示、通报或报告后，应立即启动医疗卫生救援领导小组工作，组织专家对伤病员及救治情况进行综合评估。同时，迅速组织开展现场医疗卫生救援工作，并及时向本级人民政府和突发公共事件应急指挥机构报告有关处理情况。凡属启动市（地）级应急预案的响应，医疗卫生救援领导小组按相关规定启动工作。省级卫生行政部门接到医疗卫生救援较大事件报告后，要对事件发生地突发公共事件医疗卫生救援工作进行督导，必要时组织专家提供技术指导和支持，并适时向本省（区、市）有关地区发出通报。

4. **Ⅳ级响应**　发生一般突发公共事件，县级人民政府启动县级突发公共事件应急预案；其他符合医疗卫生救援一般事件（Ⅳ级）级别的突发公共事件。县级卫生行政部门接到关于医疗卫生救援一般事件的有关指示、通报或报告后，应立即启动医疗卫生救援领导小组工作，组织医疗卫生救援机构开展突发公共事件的现场处理工作，组织专家对伤病员及救治情况进行调查、确认和评估，同时向本级人民政府和突发公共事件应急指挥机构报告有关处理情况。凡属启动县级应急预案的响应，医疗卫生救援领导小组按相关规定启动工作。市（地）级卫生行政部门在必要时应当快速组织专家对突发公共事件医疗卫生救援进行技术指导。

（二）按工作机制分类

医疗卫生救援应急队伍在接到救援指令后要及时赶赴现场，并根据现场情况全力开展医疗卫生救援工作。在实施医疗卫生救援的过程中，既要积极开展救治，又要注重自我防护，确保安全。为了及时准确掌握现场情况，做好现场医疗卫生救援指挥工作，使医疗卫生救援工作紧张有序地进行，有关卫生行政部门应在事发现场设置现场医疗卫生救援指挥部，主要或分管领导同志要亲临现场，靠前指挥，减少中间环节，提高决策效率，加快抢救进程。现场医疗卫生救援指挥部要接受突发公共事件现场处置指挥机构的领导，加强与现场各救援部门的沟通与协调。

1. **现场抢救**　到达现场的医疗卫生救援应急队伍要迅速将伤员转送出危险区，本着"先救命后治伤、先救重后救轻"的原则开展工作，按照国际统一的标准对伤病员进行检伤分类，分别用蓝、黄、红、黑四种颜色对轻、重、危重伤病员和死亡人员做出标志（分类标记用塑料材料制成腕带），扣系在伤病员或死亡人员的手腕或足踝部位，以便后续救治辨认或采取相应的措施。

2. **转送伤员**　当现场环境处于危险或在伤病员情况允许时，要尽快将伤病员转送并做好以下工作。

（1）对已经检伤分类待送的伤病员进行复检。对有活动性大出血或转运途中有生命危险的急危重症者，应就地先给予抢救、治疗，做必要的处理后再进行监护下转运。

（2）认真填写转运卡，提交至接纳的医疗机构，并报现场医疗卫生救援指挥部汇总。

（3）在转运中，医护人员必须在医疗舱内密切观察伤病员病情变化，并确保治疗持续进行。

（4）在转运过程中要科学搬运，避免造成二次损伤。

（5）合理分流伤病员或按现场医疗卫生救援指挥部指定的地点转送，任何医疗机构不得以任何理由拒诊、拒收伤病员。

3. 疾病预防控制和卫生监督工作 突发公共事件后，有关卫生行政部门要根据情况组织疾病预防控制和卫生监督等有关专业机构和人员，开展卫生学调查和评价、卫生执法监督，采取有效的预防控制措施，防止各类突发公共事件的次生或衍生突发公共卫生事件的发生，确保大灾之后无大疫。

4. 信息报告和发布 医疗急救中心（站）和其他医疗机构接到突发公共事件的报告后，在迅速开展应急医疗卫生救援工作的同时，立即将人员伤亡、抢救等情况报告现场医疗卫生救援指挥部或当地卫生行政部门。现场医疗卫生救援指挥部、承担医疗卫生救援任务的医疗机构要每日向上级卫生行政部门报告伤病员情况、医疗救治进展等，重要情况要随时报告。有关卫生行政部门要及时向本级人民政府和突发公共事件应急指挥机构报告有关情况。各级卫生行政部门要认真做好突发公共事件医疗卫生救援信息发布工作。

5. 医疗卫生救援应急响应的终止 突发公共事件现场医疗卫生救援工作完成，伤病员在医疗机构得到救治，经本级人民政府或同级突发公共事件应急指挥机构批准，或经同级卫生行政部门批准，医疗卫生救援领导小组可宣布医疗卫生救援应急响应终止，并将医疗卫生救援应急响应终止的信息报告上级卫生行政部门。

（三）按专业性质分类

灾害医学救援可分为医疗救援、传染病控制、中毒处置、核和放射损伤处置、中毒处置、化学事件处置、生物事件处置等不同专业队伍，其装备需求也各有特点。

二、灾害医学救援装备需求定位与装备体系

按保障链条，常规灾害医学救援保障一般分 6 个核心环节和 2 个配套环节，6个核心环节包括现场搜救、现场急救、伤病员运送、连续救治、野外移动医疗机构救治和后方医院救治与康复；2 个配套环节包括现场防疫防护和自我独立综合保障。各个环节必须配置相应装备才能满足灾害医学救援任务需求（图 3-1，表 3-1）。

（一）伤病员搜救装备

伤病员搜救装备是用于灾难现场搜索、寻找幸存者并为后续医疗救治创造有利条件的各类专用装备。生命搜救是灾难紧急救援中最重要的手段，对遇难人员抢救越快速及时，救出救活的可能性越大。现场搜救装备可快速搜寻伤员，有效缩短伤员从负伤到救治的时间，使伤员得到及时救治。广义的现场搜救装备包括救援绳索、破拆工具及防护、照明、警戒器械设施和生命探测装备等。狭义的现场搜救装备主要包括灾难现场各类伤员搜寻装备。

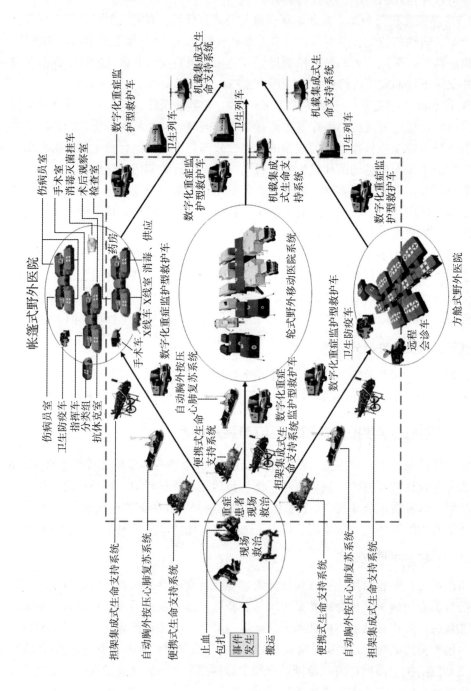

图 3-1 灾害医学救援保障任务链条与对应装备

表 3-1 常规灾害医学救援装备体系

专业勤务流程与平台		序号	装备名称
现场（院前）急救与紧急救治		1	包扎止血器材
		2	抗休克复苏器材
		3	快速抗感染、镇痛和促醒等紧急救治器材
		4	快速清创装备
		5	移动式一体化运送-救治-监护装备
		6	狭窄空间伤病员搬运工具
		7	救治系列背囊（含急救背囊、复苏背囊、紧急手术背囊、药械供应背囊、担架背囊）
伤病员立体后送		8	急救车
		9	大型救护车
		10	卫生列车
		11	卫生飞机
		12	救护直升机
		13	救护艇
		14	医院船
野外定点医院（早期与专科救治）		15	可空运方舱医院系统
		16	可空投帐篷医院系统
		17	车载医院系统（整装整卸方舱医院系统）
		18	健康体检车
		19	心肺复苏反馈监测装备
		20	心理康复装备
		21	新型急救人工心脏
		22	脑外伤后认知功能康复装备
		23	智能康复理疗治疗单元
特殊环境保障	高原环境氧气制供装备	24	高原制氧车
		25	高压氧舱车
		26	单兵供氧器
		27	小型制氧机
	海难救生装备	28	海难伤病员搜救装置
		29	高海况下海难落水人员捞救装备
		30	直升机飞行员水下逃生装备
		31	海难伤病员复温装置

专业勤务流程与平台		序号	装备名称
特种专业化保障	信息化装备	32	野外医院数字化作业平台
		33	灾害医学救援专家系统
		34	微涡轮电动电控呼吸机
		35	灾害医学救援卫生资源可视化管理系统
		36	卫勤通信指挥车
		37	穿戴式监护仪
		38	移动式重症监护单元
		39	伤员搜救机器人
	辅助诊断装备	40	便携式临床快速检验装备
		41	小型移动式 X 线机
		42	小型 CT
		43	血液快速检测系统
防疫防护保障	防疫防护装备	44	检水检毒箱
		45	背负式电动喷雾机
		46	便携式有毒有害气体分析仪
		47	单兵防护服（含面罩）
综合保障	生活保障装备	48	单兵生活携行具
		49	被服包
		50	野炊炊具
		51	网架式宿营帐篷
		52	折叠床
		53	野外厕所
	饮水保障装备	54	净水车
		55	单人净水器
	供电装备	56	升降照明灯
		57	便携式电站或发电车
	办公装备	58	折叠办公桌
		59	折叠椅
	运输装备	60	乘坐车
		61	运输车
指挥通信	指挥装备	62	指挥车
	通信装备	63	远程会诊箱组（远程会诊车）
		64	综合作业箱组
		65	笔记本电脑
		66	传真机
		67	对讲机

（二）现场急救装备

现场急救装备指用于平时传统院前急救（如 120）和应急突发事件中，对伤病员进行包扎、止血、固定、搬运、通气、抗休克等所需的器材、药材和装备，包括检伤分类装备和快速急救器材与装备两个子类。

（三）伤病员运送装备

伤病员运送装备是可用于运送伤病员的各种装置或机动载运工具，包括伤病员搬运工具（如各类担架、吊带等）和伤病员后送工具（如伤员后送附加装置、救护车、卫生列车、卫生运输船艇、卫生运输飞机等）两大类。

（四）伤病员连续救治装备

伤病员连续救治装备指用于伤病员搬运和运送过程中维持基本生命体征所需的各类器材、药材和装备，与现场急救相互衔接，如心电监护仪、供氧器、吸引器、呼吸器材、输液器材等。一般置于救护车、飞（直升）机、舰船或其他移动载体中，如移动式重症监护单元。

（五）野外移动医疗机构救治装备

野外移动医疗机构救治装备指用于伤病员运送至固定医院前实施野外救治所需的移动式救治载体，其与伤病员连续救治装备衔接，如方舱式医院、帐篷式医院、车载移动医院、空中医院、海上浮动医院等。

（六）后方医院救治与康复装备

后方医院救治与康复装备指用于灾难伤病员后方医院专科救治及康复治疗的一系列装备。

（七）防疫防护装备

防疫防护装备指在自然灾害、事故灾难、公共卫生事件、社会安全事件等突发灾害条件下实施传染病及有害有毒物质预防、控制和消除的一系列装备，主要用于重大灾害发生时的危害物质评估、控制及采样、检测、消杀灭、健康评估、防护等。

（八）综合保障装备

综合保障装备指灾害医学救援队伍开展现场医疗救援、防疫防护等工作必需的装备器材，包括个人生活携行具、水暖电供应装备、饮食供应装备、医疗器械维修装备、野营住宿装备、野外办公器材等。

三、核事故处置装备需求定位与装备体系

按 2008 年我国卫生部制定的《卫生应急队伍装备参考目录（试行）》，核和放

射损伤处置类装备共9类98种，包括现场辐射测量设备、个人防护用具、辐射应急药箱、放射性去污箱、局部去污洗消设备、生物样本采集装备和其他装备。下面根据核事故医学救援流程对装备品种需求进行系统分析。

核事故应急处置通用工作流程如图3-2所示。

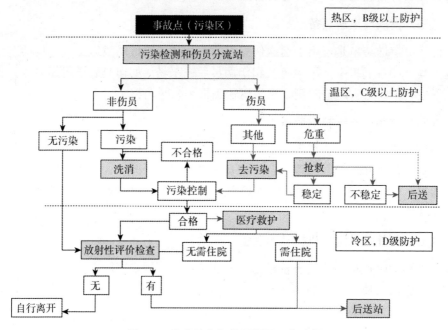

图 3-2　核事故应急处置通用工作流程

（一）辐射监测是核与辐射医学应急救援的基本任务

辐射监测对于保护应急工作人员的自身安全，为辐射损伤患者提供诊断和治疗依据，以及控制污染的扩散等，都具有重要意义。在仪器设备和专业技术人员都能满足的条件下，每个任务组原则上都需开展辐射监测工作。所需装备按个人监测、环境监测、空气采样、环境与摄入物样品采集及现场γ能谱分析等分为以下种类。

1. 个人剂量监测

（1）外照射：热释光剂量测量系统、具有报警功能的直读式剂量计、指环或指端剂量计、中子剂量计（中子、光子混合场）。

（2）内照射：全身计数器、辐射生物剂量计等。

2. 现场监测

（1）环境辐射监测：辐射巡测仪、便携式数字化γ能谱仪、多功能辐射测量仪、核辐射预警监测车等。

（2）空气污染监测：气溶胶监测仪、移动式空气采样器、遥测式污染监测仪、采样机器人、空气污染监测车等。

（3）放射性污染检查：表面污染测量仪、便携式辐射检测仪、内污染（鼻擦拭样品）快速检测装置、ESR 剂量在体测量仪、车载式肺部计数器、批量人群体内污染快速初筛系统等。

（4）环境与物品采样监测：便携式数字化 γ 能谱仪、采样机器人、采样车等。

（5）核素分析设备：便携式数字化 γ 能谱仪等。

（二）去污控污是现场医学救援必须遵从的重要原则

去污控污是核与辐射事故应急的最主要任务，也是现场医学救援必须遵从的重要原则。虽然由洗消去污组具体执行此项任务，但是，其他各任务组也应及时对明确的污染物进行收集和处理，尽可能减少污染向下一任务组的转移和扩散。

所需装备主要应满足人员洗消、伤员洗消、单兵洗消、集体洗消等任务需求，包括单人用洗消巾、伤员洗消器材（箱）、现场放射污染洗消机动平台（车辆或方舱）。

（三）伤员救治是医学救援的核心任务

以抢救生命是第一位及尽早治疗为原则，在救援流程的每个任务环节都必须配备专业的医护人员，随时了解和观察伤情，一旦发现异常，保证第一时间进行有效的医学处置。

为保护伤员和应急人员，若现场辐射水平较高或污染较严重，应首先将伤员迅速撤离事故现场，然后再进行相应医学处理。暂且不管污染水平如何，用常规急救方法抢救生命，尤其是对于危重伤员，应先抢救生命，再进行洗消、急救与运送。

实施抢救时应先进行初步分类诊断，对危重伤员应立即组织抢救，优先进行紧急处理。现场伤员处置以抢救生命为主，其次才是防护二次损伤或尽可能减轻伤残及并发症。急救工作主要包括包扎、止血、固定、通气、抗休克，然后搬运后送。

针对上述环节，急救组应配装备包括检伤分类箱、"三防"急救包、具有空气过滤功能的急救呼吸器、骨折固定夹板、具有防护功能的便携式生命支持系统、抗休克器材箱、系列担架（骨折固定担架、狭小空间伤员吊具、直升机吊篮等）、三防急救车、防疫型救护直升机、具有防护功能的移动式生命支持装备。需要现场展开野外救治机构时，需配备车载式集体防护救护所，急需配备核辐射早期集成式快速诊断装备。海上核事故时，近中海需配备医院船、卫生运输船、救护艇、救护直升机等装备；远海还需配备卫生运输机等。

（四）核灾害医学救援装备体系

根据上述分析，核灾害医学救援装备体系由核与辐射侦检、洗消、防护、救治、废弃物处理及通信指挥与信息化装备和软硬系统等 6 类 70 种装备组成。具体如表3-2 所示。

表 3-2　核灾害医学救援装备体系

专业勤务流程		序号	装备名称
侦检	个人剂量检测	1	热释光剂量测量系统
		2	具有报警功能的直读式剂量计
		3	指环或指端剂量计
		4	中子剂量计
		5	全身计数器
		6	辐射生物剂量计
	现场监测	7	重度核污染探测机器人
		8	放射性污染医学处理箱组及危害评估系统
		9	核辐射预警监测车
		10	机载放射性污染监测系统
		11	采样器材箱
		12	γ 辐射巡测仪
		13	便携式数字化 γ 能谱仪
		14	多功能辐射测量仪
		15	现场侦察/采样机器人
		16	移动式空气采样器
		17	遥测式污染监测仪
		18	生物剂量评估检测车
		19	核生化卫生防护监测车
		20	ESR 剂量在体测量系统
		21	体内外放射性污染快速检测系统
		22	表面污染测量仪
		23	多种气体分析仪
		24	便携式辐射检测仪
		25	内污染（鼻擦拭样品）快速检测装置
		26	车载式肺部计数器
		27	批量人群体内污染快速初筛系统
		28	采样车
洗消		29	单人用洗消巾
		30	伤员洗消器材（箱）
		31	伤员洗消车
		32	"三防"医学救援伤员洗消方舱
		33	二氧化氯消毒器
防护		34	一次性个人防护用品
		35	负压隔离舱
		36	核生化一体防护服（含面具、头罩）

续表

专业勤务流程	序号	装备名称
防护	37	中子防护服
	38	外照射屏蔽集体防护（方舱、帐篷）
	39	正压医用头罩
救治	40	检伤分类箱
	41	"三防"急救包（含盒）
	42	高吸附性伤口包扎包
	43	急救呼吸器（带过滤器）
	44	抗休克器材箱
	45	新型骨折固定夹板
	46	系列担架（骨折固定担架、狭小空间伤员吊具、直升机吊篮等）
	47	具有防护功能的便携式生命支持系统
	48	具有防护功能的移动式生命支持装备
	49	核辐射早期集成式快速诊断装备
	50	新一代核事故应急处箱组
	51	"三防"急救车
	52	核事故专用医疗救护方舱
	53	核事故应急处置车
	54	超净医药用纯水装置
	55	车载式集体防护救护所
	56	防疫型救护直升机医疗救护模块
	57	防疫型卫生运输机医疗救护模块
	58	车载式核与辐射医学检验机动平台（配置血细胞自动分析系统，核辐射医学评估系统，细胞培养与染色体分析系统，个人剂量读数与评估系统等）
	59	心理康复装备
	60	基本卫生装备
废物处置或核污染处理	61	放射性固体废弃物处理方舱
	62	核污染水收集、处理系统
通信指挥与信息化	63	核事故作业指挥车（远会诊等）
	64	小型生命探测仪
	65	个人生命信息监测系统
	66	基于骨传导的通话系统
	67	核事故处置装备优化配置模拟仿真系统
	68	核事故应急处置决策支持系统
	69	基于GIS的核应急联动指挥系统
	70	运输车附加快速集装与卸载装置

四、传染病现场防控装备需求定位与装备体系

《中华人民共和国传染病防治法》明确了各级疾病预防控制机构在传染病预防控制中的职能任务,主要承担传染病监测与预测、流行病学调查、病原体检测与鉴定及其他预防、控制工作。

(一)国家级疾病预防控制机构

1. 在传染病现场处置中承担任务 制订传染病疫情预防控制相关处置预案和技术方案,研制技术标准和规范;组织开展传染病监测和流行病学调查,分析预测传染病发展趋势,提出相关预防控制策略;指导下级疾病预防控制机构开展突发传染病疫情调查处置,进行病原学、病因鉴定;参与特别重大传染病疫情的现场处置、督导与评估工作;组建传染病现场防控处置队伍,组织技术培训和综合演练;承担传染病现场调查处置、现场快速检测、卫生防护和现场宣传教育等现场防控相关技术和装备的研发与应用;参与国际合作与交流。

2. 具备能力 检测及鉴定未知病原微生物及临床样品;指导下级疾病预防控制机构开展相关工作并提供技术支持和培训,进行质量管理和质量考核;组织学术交流和参与国际重大突发传染病疫情的处置。

3. 现场防控装备需求 总体上看,国家级疾病预防控制机构指中国疾病预防控制中心,其装备需求为最高层次,建设水平最高,装备配备最齐全,性能最优。需求装备包括指挥通信装备、侦检装备、消杀灭装备、防护装备、后勤保障装备、现场宣教装备等共计 135 种。其中,指挥通信装备 11 种(含对讲机、海事卫星、GPS 全球定位仪等);侦检装备 69 种(含监测装备,如生物粒子报警器、生物气溶胶实时监测装备等;采样装备,如空气微生物采样器、水介质微生物采样器等;样本储存装备,如液氮罐、隔热式运输箱、生物安全转运箱等;样本制备装备,如组织匀浆机、拍击式均质器等;精确定量检测装备,如实时荧光定量 PCR 仪、凝胶成像分析等;检测通用装备,如移液器、电子天平等);消杀灭装备 16 种(含微粒子喷雾器、超低容量喷雾器、环氧乙烷灭菌器等);防护装备 14 种(含个体防护装备,如正压防护服、呼吸防护器等;集体防护装备,如高效空气过滤器等;免疫接种装备,如免疫接种箱、疫苗储运箱等);后勤保障装备 21 种(含被服包、多功能净水车、宿营帐篷等);现场宣教装备 6 种(含摄像机、投影仪、录音笔等)。

(二)省级疾病预防控制机构

1. 在传染病现场处置中承担任务 制订传染病疫情预防控制相关处置预案和技术方案,研制技术标准和规范;预测分析重大传染病疫情的发展趋势并提出相关预防控制策略;指导下级疾病预防控制机构开展重大传染病疫情调查处置和病原学、病因鉴定;参与重大传染病疫情的现场处置、督导与评估工作;组建传染病现场防

控处置队伍，组织技术培训和综合演练；开展现场防控相关应用技术研究。

2. **具备能力**　检测和鉴定下级疾病预防控制机构不能明确鉴定的病原微生物，确证全省部分传染病监测分离的病原微生物；向上级疾病预防控制机构送检样品或分离的菌（毒）株；指导下级疾病预防控制机构并提供技术支持和培训，进行质量管理和质量考核。

3. **现场防控装备需求**　目前多家省级疾病预防控制机构承担国家突发急性传染病防控应急任务，其人员和装备均从本级防控队伍中抽组，因此省级疾病预防控制机构的骨干装备需求与国家级基本相同。需求装备包括指挥通信装备、侦检装备、消杀灭装备、防护装备、后勤保障装备、现场宣教装备等共计135种。其中，指挥通信装备11种（含对讲机、海事卫星、GPS全球定位仪等）；侦检装备69种（含监测装备，如生物粒子报警器、生物气溶胶实时监测装备等；采样装备，如空气微生物采样器、水介质微生物采样器等；样本储存装备，如液氮罐、隔热式运输箱、生物安全转运箱等；样本制备装备，如组织匀浆机、拍击式均质器等；精确定量检装备，如实时荧光定量PCR仪、酶标分析仪等；检测通用装备，如移液器、电子天平等）；消杀灭装备16种（含微粒子喷雾器、超低容量喷雾器、氧乙烷灭菌器等）；防护装备14种（含个体防护装备，如正压防护服、呼吸防护器等；集体防护装备，如高效空气过滤器等；免疫接种装备，如免疫接种箱、疫苗储运箱等）；后勤保障装备21种（含被服包、多功能净水车、宿营帐篷等）；现场宣教装备6种（含摄像机、投影仪、录音笔等）。

（三）市级疾病预防控制机构

1. **在传染病现场处置中承担任务**　协助制订传染病疫情预防控制相关处置预案和技术方案；预测分析较大规模传染病疫情的发展趋势；指导下级疾病预防控制机构开展传染病疫情调查处置，开展常见病原微生物的检测和鉴定；参与较大规模传染病疫情的现场处置、督导与评估工作；组建传染病现场防控处置队伍，定期组织技术培训和综合演练；指导辖区内医疗卫生机构、学校等重点单位的传染病疫情应对工作。

2. **具备能力**　检测和鉴定本地区分离到的病原微生物；向上级疾病预防控制机构送检样品或分离的菌（毒）株；指导下级疾病预防控制机构并提供技术支持和培训，进行质量管理和质量考核。

3. **现场防控装备需求**　市级疾病预防控制机构只开展常见病原微生物检验检测和鉴定工作，所需检测装备少于省级疾病预防控制机构，其他装备需求相差不大。需求装备包括指挥通信装备、侦检装备、消杀灭装备、防护装备、后勤保障装备、现场宣教装备等共计112种。其中，指挥通信装备11种（含对讲机、移动传真机、GPS全球定位仪等）；侦检装备49种（含监测装备，如便携式现场调查与智能分析系统、生物气溶胶实时监测装备等；采样装备，如空气微生物采样器、便携式患者样本采集箱等；样本储存装备，如温控冷藏箱、多功能现场样本保存后送箱、生物安全转运箱等；样本制备装备，如离心机、组织匀浆机、拍击式均质器等；高敏定性检测装备，如多通道免疫快速检测仪、病原体快速检测试剂盒；检测通用装备，如移液器、电子天平等）；消杀灭装备 12 种（含微粒子喷雾器、超低容量喷雾器、环氧乙烷灭菌器等）；防护装备 14 种（含个体防护装备，如正压防护服、呼吸防护器等；集体防护装备，如高效空气过滤器等；免疫接种装备，如免疫接种箱、疫苗储运箱等）；后勤保障装备 20 种（含被服包、多功能净水车、宿营帐篷等）；现场宣教装备 6 种（含摄像机、投影仪、录音笔等）。

（四）县级疾病预防控制机构

1. **在传染病现场处置中承担任务** 协助制订传染病疫情预防控制相关处置预案和技术方案；负责辖区传染病疫情及相关信息的监测与预警工作，组织开展新发突发传染病疫情相关因素监测与评价，收集、分析与总结相关信息，分析预测一般传染病疫情的发展趋势；负责辖区内传染病疫情的早期流行病学调查，标本的采集、保存与后送及常见病原微生物的常规检测，完成初步调查报告；组建传染病现场防控处置队伍；指导辖区内医疗卫生机构、学校等重点单位的传染病疫情应对工作。

2. **具备能力** 完成传染病监测样本的采集和常见病原微生物的快速初筛，向上级疾病预防控制机构送检样品或分离的菌（毒）株。

3. **现场防控装备需求** 县级疾病预防控制机构的工作重点以样本采集和病原体初筛为主，需求装备以样本采集装备、样本储存装备、常见病原体快速检测筛查装备为核心，需求装备种类少于市级疾病预防控制机构。需求装备包括指挥通信装备、侦检装备、消杀灭装备、防护装备、后勤保障装备、现场宣教装备等共计 56 种。其中，指挥通信装备 6 种（含对讲机、移动传真机、计算机等）；侦检装备 22 种（含监测装备，如便携式现场调查与智能分析系统、生物气溶胶实时监测装备等；采样装备，如空气微生物采样器、水介质微生物采样器、便携式患者样本采集箱等；样本储存装备，如隔热式运输箱等；样本制备装备，如恒温培养箱、离心机等；高敏定性检测装备，如水质微生物检验箱、病原体快速检测试剂盒；检测通用装备，如移液器、电子天平等）；消杀灭装备 8 种（含微粒子喷雾器、超低容量喷雾器等）；防护装备 7 种（含个体防护装备，如个人防护服、N95 口罩等；免疫接种装备，如免疫接种箱、疫苗储运箱等）；后勤保障装备 7 种（含多功能个人背囊、应急灯等）；现场宣教装备 6 种（含摄像机、投影仪、录音笔等）。

传染病现场防控装备体系见表 3-3。

表 3-3　传染病现场防控装备体系

保障环节	装备种类	装备名称
指挥通信	指挥通信装备	计算机、指挥车、对讲系统、电话系统、监控系统、远程信息传输系统、区域信息传输系统、移动传真机、便携式数字化现场中央通信信息控制模块、便携式数字化单兵信息控制模块、RFID 实时定位系统，共 11 种
侦检	监测装备	手持式传染病实时监测预警装备、生物气溶胶实时监测装备、传染病疫情综合评估分析系统、便携式现场调查与智能分析系统、传染病监测预警与模拟仿真技术平台，共 5 种
	采样装备	媒介生物采样箱、水介质微生物采样器、土壤微生物采样器、便携式患者样本采集箱、生物气溶胶采样器、动物源性传染病采样剖检箱，共 6 种
	样本储存装备	冷藏冰箱、超低温冰箱、温控冷藏箱、液氮罐、隔热式运输箱、生物安全转运箱、制冰机、多功能现场标本保存后送箱，共 8 种
	样本制备装备	组织匀浆机、多样品研磨珠均质仪、普通离心机、低温高速离心机、全自动血液成分分离机、拍击式均质器、全温空气浴摇床、恒温培养摇床、恒温培养摇箱、二氧化碳培养箱，共 10 种
	检测装备（分子生物学）	实时荧光定量 PCR 仪、凝胶成像分析系统、多通道核酸荧光定量检测装置、车载一体化核酸快速检测系统、基于表面等离子体共振原理的病原微生物便携式现场快速检测系统、手持式数字化实时荧光 PCR 检测仪、便携式实时荧光定量恒温核酸扩增检测仪、便携式环介导等温扩增仪（LAMP）、便携式交叉引物恒温扩增仪，共 9 种
	检测装备（免疫学）	车载多通道免疫快速检测系统、便携式压电传感器检测系统、可视化生物芯片高通量筛查系统、便携式数字化生物传感检测系统、酶标分析仪、便携式比浊仪、手持式数字化胶体金-UPT 双模检测模块、全自动免疫荧光编码快速检测系统、便携式化学发光 ELISA 检测仪、便携式时间分辨荧光成像仪，共 10 种
	检测装备（生物化学）	食品理化检验箱、水质理化检验箱、空气理化采样箱、电泳系统、ATP 荧光仪、流式细胞仪，共 6 种
	检测装备（微生物学）	水质微生物检验箱、食品微生物检验箱、动物源性疾病现场检验箱，共 3 种
	检测装备（血液学、尿液）	全自动尿有形成分分析仪、血源性病原体快速检测包、生化分析仪，共 3 种
	检测通用装备	便携式生物安全柜、倒置荧光显微镜、移液器、光学显微镜、气相色谱-质谱联用仪、电子天平、手套箱式生物隔离器、超净工作台、紫外分光光度计，共 9 种

保障环节	装备种类	装备名称
消杀灭	消杀灭装备	环氧乙烷灭菌箱、高压灭菌器、紫外线强度测定仪、臭氧浓度测定仪、微粒子喷雾器、手提式喷烟喷雾机、背负式机动喷雾器、背负式超低容量喷雾器、手推式超低容量喷雾器、车载式超低容量喷雾器、背负式吸虫器、汽化过氧化氢发生器、气体二氧化氯消毒装置、杀虫箱、灭鼠箱、便携式消毒箱，共16种
防护	个体防护装备	个人防护服、防护面具、防护鞋、防护手套、轻型全身式正压防护服、半身式正压防护服、正压防护头罩、N95或N99口罩，共8种
	集体防护装备	高效空气过滤器、离心风机、风淋机、滤毒罐、氧气再生装置，共5种
	免疫接种装备	集团免疫接种箱、现场免疫接种箱、疫苗储运箱，共3种
后勤保障	后勤保障装备	折叠办公桌、折叠椅、折叠床、洗手装置、洗消制水保障车、乘员车、折叠式网架宿营帐篷、运输车、升降照明灯、供电空调保障车、野战厕所、清洁水箱、污水箱、水泵、多功能个人背囊、一般生活垃圾收集装置、无害医疗废物收集装置、有毒有害医疗废物收集装置，共18种
现场宣教	现场宣教装备	便携数字摄像机、数码照相机、笔记本电脑、扫描/复印/打印一体机、投影仪、录音笔，共6种

第三节　编　配

一、编配原则

科学编配灾害医学救援装备是形成最佳灾害医学救援装备保障效能的重要因素。灾害医学救援装备的编配包括确定编制方案和组织实施两个方面，不仅要求灾害医学救援机构严格按照上级下达的灾害医学救援装备编制方案，进行灾害医学救援装备的配备和补充，而且要求编制制定部门科学地论证和决策，只有两者有机结合，才能使灾害医学救援装备的编配科学合理。

在制订灾害医学救援装备编配方案时，决策机关和职能部门通常应注意把握以下几点。

（一）根据不同灾害医学救援机构完成保障任务的需要

确定灾害医学救援装备的编配。灾害医学救援机构担负何种保障任务，就需配备何种装备。但这只是配备装备的最基本要求。要满足灾害医学救援机构担负保障任务的需要，还必须考虑所配备的灾害医学救援装备与灾害医学救援机构训练、后勤、技术保障及保障环境、当地地理环境诸因素的适应程度。例如，同是灾害医学救援，在北方平原和南方水网地带保障，对灾害医学救援装备配备的要求就不同。即使是同一灾害医学救援机构，不同规模的保障任务所需灾害医学救援装备的数量也有所不同。因此，根据灾害医学救援机构担负的保障任务确定灾害医学救援装备的类型和数量是灾害医学救援装备编配的一条基本原则。

（二）根据系统配套形成最佳保障能力的要求

确定灾害医学救援机构灾害医学救援装备的编配，以形成和发挥最佳保障能力。灾害医学救援装备的配备必须按照系统配套的要求，以形成最佳保障力为标准。灾害医学救援装备的系统配套主要包括 3 个方面的内容。

1. 灾害医学救援装备自身完整配套，保持能发挥其应有战术、技术性能的良好状态。

2. 战术使用配套，即不同类型灾害医学救援装备比例适当、结构合理，能形成最佳保障体系。

3. 灾害医学救援装备和其他后勤保障措施配套，如水、电、帐篷等，以保证灾害医学救援装备效能充分和持续地发挥。

（三）根据实际保障能力确定灾害医学救援装备的编配

保障任务需要是灾害医学救援装备编配的前提，而实际保障能力则是灾害医学救援装备编配的根本。要使灾害医学救援装备的编配真正落实，必须充分考虑实际保障能力。灾害医学救援装备的实际保障主要受国家和地方的经费投入水平和灾害医学救援装备研制、生产能力的制约。国家科技水平和生产能力也限制了某些灾害医学救援装备的较快发展和配备。因此，必须根据国家和地方可能提供的经费投入和保障条件来规划灾害医学救援装备的编配，使装备统配与保障能力相适应。

（四）根据实际需求进行模块化编配

针对现有装备、已研装备和需求装备，运用模块组合设计技术和综合集成技术，确定灾害医学救援装备的系列化和模块化方案。

1. 针对不同灾害医学救援机构的任务需求，对灾害医学救援装备的系统功能进行分析和分解，形成基本功能模块，主要包括模块的层次设计和模块的数量设计。

2. 确定各个子模块的功能界定和实施的任务，定位各子模块的主要技术功能，确定模块的规划和边界。

3. 对基本功能模块进行标准化设计，主要包括模块组件的构成、各组件的功能和资源配套、各组件之间的相互关系、模块与其他功能模块之间的衔接关系等。

4. 以通用化、系列化为原则，确定灾害医学救援装备模块的品种；参照现行装备标准并结合不同灾害医学救援机构的装备结构需求调查分析，确定装备数量需求和品种的匹配关系。

二、编配标准

编制标准是灾害医学救援装备标准化工作的重要活动，对指导灾害医学救援装备的科学编配意义重大。

（一）编制原则

《中华人民共和国标准化法》规定："标准化工作的任务是制定标准、组织实施标准和对标准的实施进行监督。"标准化工作的三项任务是互相联系、互相依赖、互相制约、互相作用的三个环节。制定标准是完成这一工作的第一个环节，在标准化工作中具有重要的地位和作用。标准的编制原则是指导灾害医学救援装备标准具体内容的确定和表述的总体依据。

1. 适时性　就是把握好标准制定、修订的时机，在适宜的时候开展标准的编制工作，定期地进行修订，确保标准的生命力。若标准制定过早，可能由于缺乏可靠的科学依据，妨碍科学技术的发展，给生产带来损失；制定过晚则使产品规格、型号盲目发展，造成大量浪费。

2. 使用性　制定标准是为了使用，只有在使用中才能产生社会和经济效益。因此，制定标准应充分考虑是否实用，照顾各方面的因素，力求做到先进性、科学性、可行性、实用性、经济性的统一。做到军事、技术、经济、社会等各方面整体效益最佳。

3. 合理开发和利用资源　针对标准化对象的使用特性，合理地利用市场资源，以最低的投入获得最大的产出。

一方面应立足于国内资源和成熟的先进技术，注意平战结合、适应我国的生产条件和技术水平。另一方面应积极采用国际标准和国外先进标准，这是我国的一项重要技术经济政策，也是标准化的重要措施。国外先进标准是经过试验研究和实践检验过的，反映了国际上当前的技术水平，采用国外先进标准实质上是一种廉价的技术引进，同时可以加快我国标准的制定速度，提高标准的水平。但是在制定标准时，对国外先进标准应认真分析总结，结合实际合理采用。采用时应防止盲目性，有的还应进行必要的试验验证，才能做到协调配套、资源优化。当采用国际标准或国外先进标准制定标准时，采用的程序不同，编写要求也不同。对于等同采用国际标准的标准文本，其结构应与被采用的国际标准完全相同；修改和非等效采用国际标准的标准文本，按照我军的规定进行编制。

4. 体现灾害医学救援装备特色，积极推动技术进步，满足保障需要　制定灾害医学救援装备标准，应坚持面向实际需求，充分考虑适合不同灾害救援的需求特点、保障工作的需要和未来技术发展的需求。

（二）编制基本要求

1. 科学性　标准的科学性包括以下几个方面。

（1）在一项标准所规定的范围内，其适用的界限内容应规定得尽量完整，这样便于标准实施。

（2）标准的条文用词应准确、逻辑严谨，禁忌模棱两可，能被未参加标准编制的专业人员所理解，防止不同的人从不同的角度对标准内容产生不同的解释，以免造成不必要的困难和法律纠纷。充分考虑技术发展的最新水平，经研究后合理地采用。

2. 统一性　是指在每项标准内或系列标准之间，标准的结构、表述方式、术语等保持一致。统一性强调的是内部的统一，即一项标准内部或系列标准之间的统一。以免使用者对标准的理解产生歧义。

3. 协调性　标准编写应符合国家和地方的方针政策，以及有关法律、法规。灾害医学救援装备属于涉及人体健康和安全的一类救治装备，积极和认真地贯彻国家、军队的法规尤为重要。

（三）灾害医学救援装备标准

2008 年 12 月，国家卫生部编制了《卫生应急队伍装备参考目录（试行）》，以适应应急医学工作的需要，实现灾害救援队伍装备规范化、标准化管理。目前已在全国组建了 11 支国家卫生应急队伍，其中紧急医学救援类 6 支，并划拨专项资金用于队伍救援装备建设和管理。根据国家紧急医学救援队伍的几种建制，部分科研单位和医院已完成了部分常规技术装备和携行装备的研发和配置，而且在逐步完善。

根据《卫生应急队伍装备参考目录（试行）》，按医疗救援类（含药品）、传染病控制类、中毒处置类、核和放射损伤处置类、队伍保障类五大类编配。其中，医疗救援装备分为救治装备与药品两部分。救治装备共 10 类 65 种，包括携行装备、急救装备、手术装备、特诊装备、消毒供应装备、检验装备、五官科装备、防疫防护装备、机动卫生装备和其他装备。医疗箱组为装备和药材的包装体，具有防水、抗震、可空投和模块组合功能；组合式帐篷医疗单元集水、电、气、冷、暖、通信为一体，是开展医疗救治工作的平台。救治药品则根据药物学分类，结合实际选择了临床常用的药品共 18 类 197 种。传染病控制装备，共 5 类 88 种，包括个体防护装备、现场工作人员预防性药物、现场样本采集与保存装备、现场快速鉴定与检测装备和试剂、现场消杀装备和药物。队伍保障类装备：个人携行装备，共 2 类 32 种，其中，服装类 3 种，可根据不同地域、气候特征等要素进行筛选，生活携行类还可根据需要将个人日常生活用品、小工具、身份识别和救生用品等装入个人背囊、腰包随身携带，满足临时保障所需。后勤保障装备，共 6 类 51 种，其中宿营类 20 种，供电照明类 13 种，炊具类 5 种，食品类 4 种，工具设备类 8 种，车辆类 1 种，要求后期保障类装备能满足卫生应急队伍在不依托当地保障的情况下，实现自我保障，在执行应急救援任务时，可根据实际，运行所需装备。通信办公装备，分 3 类 22 种；徽章标志有 6 种。

除此之外，各地方应急机构也分别按各自需求和实际情况编制了具有自身特点的配备标准。

我国国家和地方对灾害医学救援装备配备标准虽然做了大量基础性工作，但尚需进一步完善和发展。尤其是要考虑到系统解决方案及模块化配备，如将灾害医学救援装备分为通用模块和专用模块，通用模块适合所有灾难类型，专用模块适合不同灾难伤员救治的特种需求，通过通用模块和不同专用模块的功能组合，满足各类自然灾害和恐怖袭击等社会安全事件的医疗保障。

三、编配方案（标准）示例

根据《突发公共卫生事件应急条例》《国家突发公共卫生事件应急预案》《中华人民共和国突发事件应对法》等一系列法律法规和预案要求，我国各级疾控机构建立了一系列卫生应急队伍，包括紧急医学救援、突发急性传染病防控、突发中毒事件应急处置及核和辐射突发事件卫生应急 4 类卫生应急队伍。《全国疾病预防控制机构卫生应急工作规范》中规定了各级应急处置队伍的建设方式，要求应急处置分队人员应根据应对事件的不同类型，能够胜任工作的现场流行病学、公共卫生、中毒、传染病学、辐射防护、实验室检测、心理卫生、应急管理和后勤保障等专业。队伍人员组成应确保专业结构合理，数量比例适当。截至 2014 年，全国各级疾控机构突发急性传染病应急处置队伍支数及人数情况如表 3-4 所示。

表 3-4　全国各级疾控机构传染病应急处置队伍情况

	疾控机构级别		
	省级	市级	县级
队伍支数	133	798	4473
总人数	1440	8484	38 446

我们结合国家相关课题，采用现场调研方式，对我国不同级别疾控机构传染病应急处置队伍人员编组情况进行了调研，调研范围包括国家级、省级、地（市）级、县级传染病应急队伍各 5 支，通过调研数据统计及相关专家咨询，可确定传染病现场应急处置队伍人员分组，包括指挥组、流调组、采样组、检验组、洗消组、宣教组、生活保障组、信息保障组、车辆保障组、虫媒组、应急接种组、应急协调组 12 个分组。根据调研数据统计各组人员平均比例，用该比例值乘以各级应急处置队伍平均人数可得各应急小组的平均人数，如表 3-5 所示，根据该人数可确定相应装备模块种类和数量需求。

根据以上人员分组及传染病现场防控处置需求，以传染病现场防控装备体系为基础，建立传染病应急处置队伍，应对一般、较大、重大、特别重大传染病疫情装备编配方案，如表 3-6 所示。

表 3-5 不同级别传染病应急处置队伍分组人数

应急分组	人数比例	省级	市级	县级
指挥组	12.5%	6	4	2
流调组	25.%	11	8	4
采样组	6.25%	3	2	1
检验组	12.5%	6	4	2
洗消组	12.5%	6	4	2
宣教组	6.25%	3	2	1
生活保障组	6.25%	3	2	1
信息保障组	6.25%	3	2	1
车辆保障组	12.5%	6	4	2
虫媒组	12.5%	6	4	2
应急接种组	12.5%	6	4	2
应急协调组	6.25%	3	2	1

表 3-6 传染病应急处置队伍装备编组

装备种类	装备名称	疫情等级			
		特别重大	重大	较大	一般
指挥通信装备	计算机	2	2	2	2
	指挥车	1	1	1	1
	对讲系统	3	2	2	1
	电话系统	2	2	2	2
	监视系统	1	1	1	1
	远程信息传输系统	1	1	1	1
	区域信息传输系统	2	1	1	1
	移动传真机	1	1	1	1
	GPS 全球定位仪	1	1	1	1
	便携式数字化现场中央通信信息控制模块	1	1	1	0
	便携式数字化单兵信息控制模块	1	1	1	1
监测装备	手持式传染病实时监测预警装备	4	3	2	1
	生物气溶胶实时监测装备	2	1	1	1
	传染病疫情综合评估分析系统	1	1	0	0
	便携式现场调查与智能分析系统	1	1	1	1
	传染病监测预警与模拟仿真技术平台	1	0	0	0

装备种类	装备名称	疫情等级			
		特别重大	重大	较大	一般
采样装备	媒介生物采样箱	2	1	2	1
	水介质微生物采样器	2	1	1	1
	土壤微生物采样器	2	1	1	1
	便携式患者样本采集箱	3	1	2	1
	生物气溶胶采样器	2	1	1	1
	动物源性传染病采样剖检箱	2	1	1	1
样本储存装备	冷藏冰箱	1	1	1	1
	超低温冰箱	1	1	1	1
	温控冷藏箱	1	1	1	1
	液氮罐	1	1	1	1
	隔热式运输箱	1	1	1	1
	生物安全转运箱	2	1	1	1
	制冰机	1	1	1	1
	多功能现场标本保存后送箱	2	2	1	1
样本制备装备	组织匀浆机	1	1	1	1
	多样品研磨珠均质仪	1	1	1	1
	普通离心机	2	2	2	2
	低温高速离心机	2	2	1	1
	全自动血液成分分离机	1	1	1	1
	拍击式均质器	1	1	1	1
	全温空气浴摇床	1	1	1	1
	恒温培养摇床	1	1	1	1
	恒温培养摇箱	1	1	1	1
	二氧化碳培养箱	2	1	1	1
检测装备（分子生物学）	实时荧光定量PCR仪	1	1	1	1
	凝胶成像分析系统	1	1	1	1
	核酸快速提取仪	1	1	1	1
	多通道核酸荧光定量检测装置	1	1	1	1
	车载一体化核酸快速检测系统	1	1	1	1
	基于表面等离子体共振原理的病原微生物便携式现场快速检测系统	1	1	1	0
	手持式数字化实时荧光PCR检测仪	2	1	1	1
	便携式实时荧光定量恒温核酸扩增检测仪	0	0	0	1
	便携式环介导等温扩增仪（LAMP）	0	0	0	0
	便携式交叉引物恒温扩增仪	0	0	0	0

续表

装备种类	装备名称	疫情等级			
		特别重大	重大	较大	一般
检测装备（免疫学）	车载多通道免疫快速检测系统	2	2	2	2
	便携式压电传感器	1	1	1	1
	可视化生物芯片高通量筛查系统	1	1	1	1
	便携式数字化生物传感检测系统	1	1	1	1
	酶标分析仪	1	1	0	1
	便携式比浊仪	0	0	0	1
	手持式数字化胶体金-UPT双模检测模块	1	0	0	0
	全自动免疫荧光编码快速检测系统	1	0	0	0
	便携式化学发光ELISA检测仪	1	1	1	1
	便携式时间分辨荧光成像仪	1	1	1	1
检测装备（生物化学）	食品理化检验箱	1	0	0	0
	水质理化检验箱	1	0	0	0
	空气理化采样箱	1	1	1	0
	电泳系统	0	1	1	1
	ATP荧光仪	0	1	1	1
	流式细胞仪	0	0	0	0
检测装备（微生物学）	水质微生物检验箱	1	0	0	0
	食品微生物检验箱	2	0	0	0
	动物传染源现场检验箱	2	1	1	1
检测装备（血液学、尿液）	全自动尿有形成分分析仪	1	0	0	0
	血源性病原体快速检测包	1	1	1	1
	血生化分析仪	1	0	0	0
检测通用装备	便携式生物安全柜	1	1	1	1
	倒置荧光显微镜	1	1	1	1
	移液器	5	5	5	4
	光学显微镜	2	1	1	1
	气相色谱-质谱联用仪	1	0	0	0
	电子天平	2	2	2	2
	手套箱式生物隔离器	1	1	1	1
	超净工作台	1	1	1	1
	紫外分光光度计	1	1	1	1
消杀灭装备	环氧乙烷灭菌箱	1	1	1	1
	高压灭菌器	2	1	1	1
	紫外线强度测定仪	1	0	0	0
	臭氧浓度测定仪	0	0	0	0
	微粒子喷雾器	1	0	0	1

装备种类	装备名称	疫情等级			
		特别重大	重大	较大	一般
消杀灭装备	手提式喷烟喷雾机	2	0	0	1
	背负式机动喷雾器	2	1	1	1
	背负式超低容量喷雾器	3	2	2	2
	手推式超低容量喷雾器	2	1	1	1
	车载式超低容量喷雾器	1	1	1	1
	背负式吸虫器	1	0	0	0
	汽化过氧化氢发生器	0	0	0	0
	气体二氧化氯消毒装置	0	0	0	0
	杀虫箱	1	1	1	1
	灭鼠箱	3	1	1	1
	洗消液备置系统	1	1	1	1
	便携式消毒箱	2	2	1	1
个体防护装备	个人防护服	67	61	43	36
	防护面具	22	31	17	16
	防护鞋	38	39	29	27
	防护手套	163	70	66	64
	轻型全身式正压防护服	13	12	7	6
	半身式正压防护服	13	12	6	6
	正压防护头罩	14	22	8	7
	N95 或 N99 口罩	213	102	90	80
集体防护装备	高效空气过滤器	2	1	1	1
	离心风机	3	3	3	2
	滤毒罐	3	2	3	2
	风淋机	1	1	1	1
	氧气再生装置	3	3	3	2
免疫接种装备	集团免疫接种箱	1	1	1	1
	现场免疫接种箱	2	2	1	1
	疫苗储运箱	2	2	2	2
后勤保障装备	折叠办公桌	4	3	2	1
	折叠椅	11	8	7	5
	折叠床	14	8	7	5
	洗手装置	4	3	3	2
	洗消水保障车	1	1	1	1
	乘员车	2	2	2	1
	折叠式网架宿营帐篷	3	2	2	1
	运输车	2	1	1	1

续表

装备种类	装备名称	疫情等级			
		特别重大	重大	较大	一般
后勤保障装备	升降照明灯	3	3	3	2
	供电空调保障车	1	1	1	1
	野战厕所	2	2	2	1
	清洁水箱	2	2	2	1
	污水箱	2	1	1	1
	水泵	1	1	1	1
	多功能个人背囊	25	18	18	12
	一般生活垃圾收集装置	5	4	4	3
	无害医疗废物收集装置	4	3	3	3
	有毒有害医疗废物收集装置	3	2	2	2
现场宣教装备	便携数字摄像机	2	1	1	1
	数码照相机	2	2	2	2
	笔记本电脑	3	2	2	2
	扫描、复印、打印一体机	2	1	1	1
	投影仪	1	1	1	1
	录音笔	3	2	2	2

第四章 ————————————

灾害医学救援装备论证

　　灾害医学救援装备论证是对灾害医学救援装备的发展、研究、使用和管理中的重大事项（即论证对象）提出解决的方案，并证明其必要性、可行性和先进性，从而为论证对象寻求并证明一种最符合实际、效果最佳的方案的过程。其目的在于达到人力、物力、财力和时间的最大节约，以获得相应的最佳效果，从而为决策提供依据。灾害医学救援装备论证既是灾害医学救援装备发展和使用的全寿命期内各个阶段进行决策的基础，也是灾害医学救援装备发展与管理全过程的先导环节，有着极为重要的作用。灾害医学救援装备论证要根据不同的论证对象，遵循一定的原则和程序，按照一定的方法，得出科学的结论。

第一节　论证原则

　　原则是观察问题和处理问题的出发点和准绳，简单地说就是行为准则。论证原则是论证中应当遵循的基本依据。从研究实践看，灾害医学救援装备论证原则可概括为以下几个方面。

一、必要性原则

　　必要性原则又称需求原则，是指论证的目标和内容必须根据实际需要，从需求出发，证明提出问题和解决问题的必要性。因此，需求分析是每一个论证课题所不可缺少的研究内容。必要性原则一般包括以下几方面的内容。

（一）针对性

　　灾害医学救援装备是为应急医学保障服务，要求其灾害医学救援装备发展与所应达到的保障力量相适应。因此，从维护国家安全和利益出发，实现有力保障是发展灾害医学救援装备的一个主要目的。灾害医学救援论证要从实际出发，在实际中完善，要针对不同救援机构和救援对象的特点有的放矢。

（二）可行性

可行性原则是对需求的一种约束。论证结果若不可行，则成为一纸空文，所以论证必须以可行为前提。在提出解决问题的各种方案时，要充分考虑其可行性。可行性原则一般包括以下几方面内容。

1. 技术可行性

（1）论证时要对国家的科学技术基础、已有的技术储备情况或近期可能获得的预研成果等进行认真的分析研究，使所提出的方案和要求在技术上经过努力有实现的可能性。

（2）要考虑灾害医学救援装备研制与生产的能力，这涉及国家的工业水平和管理水平，论证时应做详细的分析比较。对现状及近期的发展目标等要做出科学预测。预研中取得的许多新成果在工程上实现还有一个过程，因此应积极创造条件，使新技术的运用具有良好的环境和基础。

2. 经济承受力　经济合理性分析的主要内容首先是从总体上分析国家的经济承受能力。灾害医学救援装备发展的经验证明，从很大程度上讲，经济支付能力往往成为制约灾害医学救援装备发展的至关重要的因素。

3. 环境制约性　环境制约性分析的主要内容是从环境和背景上研究灾害医学救援装备发展的制约因素，它是从更为广泛、复杂的制约关系等方面进行的可行性分析。所以，这是一个更需仔细分析的因素。有时候会出现这种情况，在一定的环境和背景下，投资强度再大也办不成事。例如，厂房建设、生产线的扩展和人员素质的提高等，既与时间有关，也与国家战略布局有关，包含复杂的制约关系。又如，虽然技术可行，经济合理，人力、物力、时间等各方面要求都能办到，但不符合国家的环境保护和资源利用等方面的政策，这也是不可行的。

4. 时间约束性　任何一项工程项目的完成都有一定的周期，特别是复杂系统的研制，为了保证质量，必须严格遵循科学的工作程序，给予必要的时间保证。论证时应充分考虑这一因素。

（三）先进性

先进性是一个相对概念，既包含时间因素，也包含复杂的综合性的技术和使用因素，比较难掌握。在论证时主要应把握以下要点。

1. 技术性能先进　这是决定整个装备系统先进性的基础。论证时，在保持装备系统整体技术性能匹配协调的前提下，各子系统也应有自身的特性。因而，对每一项战术技术指标的论证都要着眼于技术的发展。

2. 合理利用高新技术　当前，用高新技术改进现有灾害医学救援装备和用高新技术发展新型灾害医学救援装备已成为世界各国所追求的目标，这是从总体上讲的。但每一种装备对高新技术的需求并不完全相同，因而某一项高新技术是否需要用在某一件装备上，需要具体情况具体分析，以做到合理利用。

3. 整体先进　整体先进有两层含义：①装备总体、各系统、分系统或设备有科学的编配方案；②所用的技术构成合理。有时会出现这种情况，同样都是现有技术，综合利用得好，就能获得整体上的先进：反之，就得不到好的结果。所以，合理综合也是一种科学创新。

4. 强调全面质量要求　现代灾害医学救援装备的发展必须强调全面质量，既要战术技术性能先进，又要可靠性、维修性、保障性好，还要安全性、经济性、标准化等方面好，从而保证灾害医学救援装备的战备完好性和任务成功性。这就是所谓的全面质量要求。

二、经济性原则

经济性原则的核心问题是如何在保证满足效能要求的前提下获得最大的节约。

（一）效能/费用比值高

效能/费用比值高即在投资强度（寿命周期费用）相同的条件下可能获得的保障效能最佳，或用尽可能少的投资获得尽可能高的保障效能。

（二）综合效益高

综合效益有两层含义，其一是除本身价值外，在促进装备技术和灾害医学救援装备发展方面带来的其他效益尽可能多。其二是既要经济效益高，也要社会效益高。

（三）标准化原则

论证中要运用标准化的理论和方法，指导各项实践活动。具体要把握好三个方面。

1. 强化标准化意识　从总体上讲，要全面了解标准化的方针政策及有关的法律、法规和条例，把握好方向。在具体工作中要认真贯彻有关的标准。对已颁布实施的标准，要及时搜集，做到在范围、数量及先进程度等方面满足灾害医学救援装备发展的要求。

2. 提高标准化水平　要注重提高整体标准化水平，论证中要总结经验，注意继承已有装备标准化方面的成果，同时还要注意借鉴国外同类装备标准化方面的经验，使新发展的灾害医学救援装备在整体上具有较高的标准化水平。为提高论证工作中的标准化水平，论证人员要注意学习标准化知识，提高自身标准化水平，同时注意听取标准化人员的意见和要求。

3. 突出"三化"要求　装备系列化、通用化和组合化（模块化）。长期的实践证明，提高灾害医学救援装备的"三化"水平是提高装备使用性能的重要措施。因此，应了解装备使用和管理的具体情况，结合实际，提出具体要求。

（四）对比选优原则

论证是一种决策咨询工作，要为决策者提出多个可供选择的比较方案。对复杂的装备发展方案，要从经费、效能、进度（周期）及其他有关方面进行全面分析和综合比较，提出优选方案，供决策部门选择。

上述各项原则互相关联，相辅相成，在具体运用时，要从总体综合考虑，避免过分强调一方而忽视另一方的倾向，将片面性降到最低限度。

第二节　发展方向与重点论证

灾害医学救援装备发展方向与重点一般指的是在一定时期内灾害医学救援装备的建设战略，包括装备的发展目标、规模、水平、结构、比例、先后顺序等。

根据国家和地方确定的灾害医学发展战略、建设规划和保障原则，结合装备现状，考虑到国家和地方经济能力及科学技术发展的可能性，由上级主管部门提出灾害医学救援装备发展的原则要求。有关部门根据总的原则要求，经充分论证，负责对分管的灾害医学救援装备发展方向与重点提出意见和建议，之后再进行全面综合，制定出国家和地方灾害医学救援装备发展方向与重点，报经上级审批后，即成为国家和本地区灾害医学救援装备建设的指导方针和制定系列体制的依据。

一、发展方向与重点论证的性质

发展方向与重点论证是一种高层次的超前预先研究，是对灾害医学救援装备发展目标、重点和措施等进行的整体谋划。所考虑的时间一般应在 5 年或 5 年以上。由于分析问题考虑的时间较长，所以发展方向与重点论证自始至终都贯穿着预测分析，在科学预测的基础上形成正确的决策。从课题涉及的范围看，它可分为两种类型：即国家灾害医学救援装备发展方向与重点论证和各地方灾害医学救援装备发展方向与重点论证。另外，在论证某一类灾害医学救援装备时，也要进行必要的发展方向研究。但这都是在总的前提下所进行的某一方面或某一范围内的研究，问题比较集中，内容也相对较少，其结论主要是为该类或该型灾害医学救援装备发展战略性决策提供依据。这种决策最后要反馈到总的战略决策中，再同其他方面的决策协调，形成一个有机的整体，使每一种类型的灾害医学救援装备的发展都同总的发展方向、目标协调一致。

二、发展方向与重点论证的依据

论证是一种决策咨询研究，具有很强的政策性和目的性，因而必须有明确的目标和可靠的依据。发展方向与重点论证是体制系列论证、规划计划论证、型号论证及其他项目论证的前提和基础，也是一种最高层次的发展战略研究。其主要依据一般有以下三个方面。

1. 国家的总体战略、保障原则及总体建设方针原则。

2. 国家卫生应急工作建设的方针、原则和目标。

3. 国家经济建设和科学技术发展的方针、政策和规划。

三、发展方向与重点论证的主要内容

（一）保障需求分析

1. 灾害医学救援形势分析　根据世界形势发展趋势和国家相关方针政策，预测和分析以下主要内容。

（1）现实的与潜在的、主要的与次要的保障对象。

（2）未来应急的类型、形式、规模、方向与地区，以及灾难特点。

（3）相关灾害医学救援装备的战术技术性能、数量、编配和部署，以及运用特点等。

2. 国家和地方保障任务和能力需求分析

（1）国家和地方的保障任务。

（2）未来保障环境，包括自然环境、诱发环境和特殊环境等。

（3）为完成保障任务，各类救援机构需要着重增强的保障能力。

3. 灾害医学救援装备现状分析　分析灾害医学救援装备现状是一项很具体的研究工作，一般包括以下主要内容。

（1）现有灾害医学救援装备的体系结构，包括品种、系列、配套等类别的完善程度和存在的主要问题。

（2）新、旧灾害医学救援装备的数量、编配状况。

（3）现有灾害医学救援装备的战术技术性能和整体效能及其与未来保障要求、保障环境特点的适应程度。

（4）现有灾害医学救援装备与未来保障对象的灾害医学救援装备需求相比较存在的主要差距。

（5）现有灾害医学救援装备与具有世界先进水平的国外同类灾害医学救援装备相比较存在的主要差距。

4. 研究并提出灾害医学救援装备发展需求构想　在上述各项分析的基础上进行综合研究，从保障需求出发，提出灾害医学救援装备发展需求的构想，主要包括以下内容。

（1）对灾害医学救援装备体系结构及其保障效能应改善或提高的程度和要求。

（2）需要重点发展的灾害医学救援装备类别、品种。

（3）需要发展的重大新型灾害医学救援装备。

（4）现有灾害医学救援装备的重大改进、改型。

（二）制约因素分析

制约因素又称限制条件，论证中弄清这方面的问题极为重要。

1. 科技能力分析

（1）相关关键技术的预研情况和成果，预测取得突破性进展和达到实用水平的可能性和时间。

（2）相关高新技术的研究和应用情况，分析和预测可供使用的研究成果及提供时间。

（3）相关科技队伍的构成、技术水平和自行研制新型灾害医学救援装备的能力。

（4）灾害医学救援装备的设计、试制、试验、生产技术及其重要设备、设施的现状与发展前景。

（5）灾害医学救援装备及其技术引进的可能性，灾害医学救援装备引进与合作研制的方式。

2. 经济能力分析

（1）预测在一定时期内可能获得的灾害医学救援装备的研制费和购置费。

（2）估算发展新型灾害医学救援装备需要的研制费和购置费。

（3）对需要发展的灾害医学救援装备与可能获得的费用进行综合平衡。

（三）借鉴因素分析

1. 总结灾害医学救援装备发展的经验与教训

（1）灾害医学救援装备发展的指导思想、方针、政策和原则。

（2）灾害医学救援装备发展的主要成就与问题。

（3）灾害医学救援装备发展管理体制、方法的完善性和有效性。

（4）重大型号研制的成败与得失。

（5）灾害医学救援装备及其技术引进的成败与得失。

2. 研究国外灾害医学救援装备发展的一般规律和科学管理方法

（1）灾害医学救援装备的体系结构、编配、重要型号的战术技术性能特点。

（2）灾害医学救援装备的技术现状和发展趋势。

（3）灾害医学救援装备发展的方针、政策和科学管理方法。

（4）重大型号研制和改进的成败与得失。

（四）提出发展方向与重点

1. 研究并提出灾害医学救援装备发展的指导思想和原则内容

（1）装备发展所针对的主要保障对象、保障类型和规模、主要保障方向和地区。

（2）装备发展的途径和模式。

（3）装备结构优化的原则。

（4）处理装备发展中质量与数量、当前与长远、研制与改进、重点与一般、通用装备与专用装备、新装备与旧装备等各种关系的基本原则。

（5）处理自主研制与技术引进或国际合作研制关系的基本原则。

2. 研究并提出灾害医学救援装备发展目标　拟制发展目标既要充分考虑未来作战的需求，又要切实考虑我国经济和科技能力的实际可能，其主要内容通常包括以下方面。

（1）新装备研制与现装备改进。

（2）灾害医学救援装备的体系结构。

（3）灾害医学救援装备的战术技术性能。

（4）灾害医学救援装备的保障效能。

（5）灾害医学救援装备技术的总体水平和研制能力。

3. 研究并提出灾害医学救援装备发展重点

（1）在一定时期内灾害医学救援装备发展的总体水平。

（2）灾害医学救援装备中最薄弱、需要优先发展的类别和品种。

（3）对补缺、配套和增强整体保障能力所急需的重要研制型号。

（4）对灾害医学救援装备发展有重大技术带动作用的新型号或新概念灾害医学救援装备品种。

（五）提出对策和措施

通常在提出发展方向与重点方案的同时，还需要对解决的问题提出相应对策和措施，主要内容包括以下几点。

1. 灾害医学救援装备发展管理的规范化、法制化、科学化。

2. 灾害医学救援装备发展论证、研制、试验手段和技术基础建设。

3. 科技队伍的建设。

4. 高新技术的跟踪、应用研究。

5. 技术发展的具体政策。

6. 资源分配和投资政策。

第三节　规划计划论证

规划计划论证是发展方向与重点论证的进一步具体化。它以灾害医学救援装备发展方向与重点为依据，通过分析研究，确定具体的发展步骤和重点项目。它是为了科学地运用现有条件，用最短的时间实现灾害医学救援装备发展目标而进行的论证研究工作，通常作为一个课题下达。本节对这类课题的论证内容及一般要求做一些说明。

一、需求、制约因素分析

规划计划论证中需求分析与制约因素分析的内容、要求与发展方向和重点论证相同。

二、拟制规划纲要

在发展方向与重点论证的基础上，将有关内容进一步具体化，通过系统分析和综合，即形成灾害医学救援装备发展规划纲要。

三、拟制研制计划

在发展方向与重点论证和规划纲要研究的基础上，提出并论证灾害医学救援装备研制的项目，对项目进行综合平衡，提出实现项目计划的对策与措施。灾害医学救援装备研制计划项目一般包括新研制项目、现行装备重大改进项目和接转项目。为保证顺利实施，在拟订研制计划的同时，还应提出相应的预研课题。

（一）新型灾害医学救援装备研制项目和现行装备重大改进项目

研制项目和改进项目主要通过作战需求分析提出，同时要广泛听取有关部门和专家提出的意见。

（二）接转项目

通过对规划计划中在研项目进展情况和存在的主要问题的全面分析，提出需要在下一个规划计划期间继续研制的项目及其经费需求、完成时间等。

（三）计划项目综合平衡

1. 对提出的所有项目进行分类和初步筛选，去掉明显不必要或在预定计划期间内暂不宜安排研制的项目，对有些项目要按标准化、系列化、通用化原则进行适当归并。

2. 制定判断研制项目相对重要性准则，采取定性与定量相结合的分析方法，选择重点项目，必要时要对选出的研制项目进行排序。

3. 按保证重点、兼顾一般的原则，初步分配研制项目经费。

4. 按可能获得的研制费（高、中、低）总额及其年度分布，拟制 2~3 个研制计划方案。在每个方案中，都要合理安排各个项目开始研制的时间和研制周期。

5. 对各方案的整体保障效能和经济、技术可行性及可能出现的风险等进行定性与定量评价，必要时可对方案进行调整和重新评价。

（四）研究并提出预研课题

以型号发展为背景，分析并提出预研课题，一般包括以下内容。

1. 新型号研制中需要解决的关键技术。

2. 对灾害医学救援装备发展有重大应用价值和潜力的高新技术。

3. 其他重要关键技术。

4. 提出灾害医学救援装备发展规划计划方案。在综合平衡的基础上提出灾害医学救援装备规划计划方案及其论证报告。

第四节　装备型号论证

型号（项目）论证是实现灾害医学救援装备发展目标的基础，特别是对实现灾害医学救援装备体制系列具有关键作用的基本型号或重大项目的论证尤为重要。灾害医学救援装备型号（项目）论证包括预研论证、立项论证和技术方案论证，一般情况下，前两项论证可合并为立项论证，主要偏重勤务需求论证和战术技术指标论证，第三项偏重系统组成和布局论证，本节主要讨论立项论证。

一、立项论证的任务和依据

（一）立项论证的任务

立项论证主要是通过需求分析、调查研究、理论计算、必要的模拟试验等，对需要发展的灾害医学救援装备提出可供选择的方案。

（二）立项论证的依据

立项论证的主要依据：灾害医学救援装备发展规划计划；保障急需；上级主管部门的要求。

二、立项论证的主要内容

（一）需求分析

在灾害医学救援装备发展方向与重点论证和体制系列论证的基础上，进一步论证发展该型灾害医学救援装备的必要性，主要内容包括以下几点。

1. 论述未来保障对发展该型灾害医学救援装备的需求程度。

2. 论述该型灾害医学救援装备在灾害医学救援装备中的地位、作用及其与现有灾害医学救援装备的关系。

3. 分析现有灾害医学救援装备的保障、训练能力，指出其在形成总体保障能力、完成保障任务等方面的差距和存在的问题。

4. 对比分析国外同类灾害医学救援装备及新装备、新技术的现状、发展趋势和特点，论述发展新型灾害医学救援装备的必要性。

（二）保障任务

1. 阐述在未来保障中新型灾害医学救援装备所承担的主要任务。

2. 依据总体作战能力需求和所担负的任务，阐述新型灾害医学救援装备应具备的主要功能和辅助功能。

（三）使用环境

论证提出灾害医学救援装备未来保障与使用中的活动空域、海域、地域和时域范围，包括主要的和可能的活动范围及所需通过区域内的河（航）道、路段、桥梁等对灾害医学救援装备的限制要求，给出灾害医学救援装备的使用环境条件要求范围。

（四）系统组成

根据灾害医学救援装备担负的任务和使用特点，提出新型灾害医学救援装备组成方案，明确所包括的系统、分系统，必要时还可提出主要配套技术设备及其相互关系。

（五）主要性能指标

1. 确定主要性能指标项目　论证一个新型号灾害医学救援装备的勤务使用性能，首先要确定指标项目。由于灾害医学救援装备类别不同，各自的指标项目也不一样，具体确定时，可考虑以下两个方面。

（1）应当具备的通用性指标：①可靠性与维修性；②机动性；③生存能力；④电子防御能力；⑤环境适应性；⑥兼容性；⑦安全性；⑧伪装性；⑨尺寸、体积和质量要求；⑩人-机-环工程；⑪标准化要求；⑫经济性；⑬其他。

（2）该型号必须具备的特殊性能指标：是指那些反映新型装备自身特点的一些性能指标（如救护车的运载能力、救治能力，运血装备的运血量、储存质量等），可结合实际情况确定。

2. 对单项指标进行论证　确定好具体的指标项目后，建立或选择计算与评价方法，进行深入的论证。

（1）指标论证的依据

1）从"规划计划"文件中获得，或通过调查研究从相关部门和使用单位获得。

2）型号论证前期所确定的装备功能、使用环境、系统组成及主要性能指标项目。

3）相关的国家标准及法律、法规、准则等。

（2）指标论证的原则：战术技术指标的论证除了应遵循"灾害医学救援装备论证原则"的一般要求外，还应遵循按照其工作内容所提出的特殊要求。具体表现为以下两个方面。

1）系统性原则：任何一种装备，其战术技术指标都不是单一的、单层面的，而是多层面、成体系的。因此，在论证时，必须考虑到其系统性，即要考虑到上位指标与下位指标之间、不同性能指标之间的相互影响与制约，尽量使它们达到协调一致，最终从总体上使该指标体系先进、合理。

2）实用性原则：是指可操作性要强，便于在后续的研制工作中实施。这就要求一方面指标体系要尽可能具体、详细，另一方面各项指标要尽可能量化，尽可能多用定量指标，少用定性指标。在不得不用定性指标时，也应使之便于贯彻和考核。

（六）进度或周期要求

对灾害医学救援装备研制进度或周期要求的论证通常应包括下列内容：作战（训练）任务的急需程度；技术风险程度；科研生产能力；科研管理水平；投资强度；其他。

在上述分析的基础上，提出从研制合同生效到定型的时间或周期要求。

（七）费用估算

在勤务使用性能论证中，应对寿命周期费用进行分析和预测。寿命周期费用一般包括论证费、研制费、购置费、使用与维修费、退役处置费。

进行费用估算时应充分考虑以下主要内容：作战要求、研制进度要求、购置批（数）量要求、保障性要求、其他。

（八）可行性分析

在新型灾害医学救援装备发展各项使用要求论证的基础上，进一步从技术、经济、周期等方面进行可行性分析，尽可能避免失误，降低风险。

（九）任务组织实施的措施和建议

根据灾害医学救援装备的类型和国内的实际情况，提出研制任务组织实施的措施和建议，如行政指挥线的建立、技术指挥线的建立、总体研制单位、分系统研制单位、实施计划、保障条件（含引进技术的可能性）、试验方案和配套设施等。

（十）其他

对新发展的各类灾害医学救援装备，除论证上述内容外，还应根据该装备的具体特点和上级的有关规定论证其他内容。

灾害医学救援装备论证的主要研究内容除上述各节所述之外，还有专项论证，专项论证主要针对装备管理开展，一般包括选行论证、技术引进论证、革新论证等各个方面的论证研究。

第五章 ———————————————————————

灾害医学救援装备研制

灾害医学救援装备研制是灾害医学救援装备研究与试制的统称。它是根据灾害医学保障需要，运用现代医学和工程技术理论、方法研究各类突发事件导致的伤病防治技术装备的一种社会实践活动。它是科研成果向医学救援保障工具转化的一个过程，在灾害医学救援装备建设中有着极为重要的地位与作用。

第一节　概　述

一、特点

（一）任务与装备相结合，以任务需求为目标

灾害医学救援装备是实施灾害医学保障的物质基础，而救援医学的理论及其保障的原则、方针、方法等要求则是研制和解决灾害医学救援装备存在问题的基本依据。尤其是突发事件的多元化，要求救援保障必须具有高度适应能力，从各种不同层面对灾害医学救援装备的研制、改进、更新等方面提出不同要求，使灾害医学救援装备的研究有了比以往任何时期更为丰富的内容，直接对灾害医学救援装备的发展产生深刻的影响。这就要求灾害医学救援装备的研究要以各类突发事件保障需要为导向，着眼于系统发展、更新换代和发展系列产品，不断提高装备的使用性能，使救援保障链节的各个环节都有相应的灾害医学救援装备，适应不同突发事件特点的要求。

（二）医学与工程相结合，以工程研究为核心

灾害医学救援装备涉及工程、救援医学、急救医学、管理等多学科理论与知识，属于交叉学科，但其中一个较显著的特点是医学与工程技术相结合，以工程研究为主。各种工程新成果不断应用到医学各个领域，大大地提高了医疗诊断救治水平，反之，新的医学理论救治技术又向新的工程研究提出新的课题。按研究性质说，灾害医学救援装备研究是将医学基础理论、成果，通过工程技术手段运用到卫勤保障实践中解决伤病防治问题，以应用研究为主，这类研究的不确定性小，时间、进度

控制较严格，研究费用一般较大，研究方式以集体协作方式为主，成果的形式以设计图纸、样品（机）、专利或专门知识等为主，保密性较强。

（三）常规技术与新技术相结合，以新技术、新材料为突破口

灾害医学救援装备研究是在一般工程学科基础上发展起来的，以机械学、电学、光学、化工学等一般工程学科为基础，大量应用通用技术、成熟技术、组合技术，通过技术移植，提高灾害医学救援装备水平。随着科学技术的发展，一些高新技术不断运用于这一领域，促进了这一领域的发展，如微电子技术、远程通信技术、计算机辅助设计与制造技术等。高新技术的推动是灾害医学救援装备发展的前提，是推动灾害医学救援装备发展的重要力量。现代灾害医学救援装备是现代科学技术的物化结果，是科学技术在救援医学领域的应用。科学技术的每一次重大突破都推动装备跃升到一个新水平，灾害医学救援装备研究必须充分发挥主观能动性，积极进行高新技术的开发应用。加强预先研究，加强技术储备，善于将新技术、新材料、新工艺应用于灾害医学救援装备研制，充分发挥新技术的推动作用，不断提高灾害医学救援装备的技术水平。

二、原则

灾害医学救援装备研究必须根据军事战略要求，贯彻军队后勤装备建设的指导方针，以提高军队卫勤保障能力为目标。

（一）适应灾害医学救援需求

需求是一切装备发展的着眼点，需求牵引要贯穿于装备发展战略、规划、计划和研制的全过程。既要在宏观谋划中根据需求确定装备发展的类型、规模、水平和发展项目，又需在型号研制中进行需求论证，提出对装备战术使用、战术技术性能及环境适应性等的具体要求。各类突发事件突发性强，短时间内伤员会成批发生，现场抢救时间紧、任务重，要求尽快发展轻便、耐用、配套的急救器材及伤员寻找器材；快速救援保障要求灾害医学救援装备模块化组合、配套程度高，既要通用配套，又要不同层面配套，既要功能配套，又要组装配套；突发公共卫生事件要求把维护生命与健康的重点放在防护上，必须优先发展各类防护器材；快速机动保障要求尽快研制出快速机动保障平台，包括空中、海上、地面运输工具和与之配套的机动野外医学救援装备；高效的组织指挥要求研制出自动化的指挥硬件系统和相适应的软件系统。

（二）适应标准化和通用化要求

灾害医学救援装备是较为特殊的装备之一，因大部分灾害医学救援装备要直接与伤病员身体接触，其结构、性能、寿命的好坏直接影响伤病员的救治。因此在研制灾害医学救援装备时，必须遵循标准化研制原则。在立项论证时，应详细分析国

内外同类装备的标准化特征及发展趋势，提出拟参照对比的国内外同类装备的装备标准；提出新研制装备在通用化、配套性等方面拟达到的标准化目标，从先进性、适用性等方面提出相应的标准化要求。在新灾害医学救援装备研制时，要贯穿系列化、通用化、组合化、配套性及接口互换性等方面的标准化原则。对灾害医学救援装备零部件、元器件、原材料的规格及其推荐和限制使用等都要有严格要求，对人体不能有损害，对未来不能有残留影响，不能对康复留有隐患。

（三）适应平急结合和通专结合要求

1. 要求灾害医学救援装备的功能既能适应各类突发事件应急救援的需要，又能满足平时伤病员救治和保健工作的需要。

2. 要以灾害救援需要为主，重点研制各类卫生应急机构急需的现场急救装备、伤员寻找装备、野外移动医疗平台和信息化灾害医学救援装备等。通专结合主要是充分利用市场化通用产品，同时充分发挥科研部门的作用，研制专用或非常规产品，保障救援需要。两者在设计重点和指标上有所差别。以作业能力为例，通用灾害医学救援装备作业能力主要指平时和应急情况下伤病员的救治能力、运送能力、诊断能力等。

3. 专用灾害医学救援装备除上述通用作业能力外，海难救援专用灾害医学救援装备如救护艇、医院船等主要研究海上作业时的手术操作难易程度，开展手术的范围，舰和船之间伤病员的换乘、落水伤员的救捞、寒冷条件下伤病员的复温等情况。

三、 研究重点

（一）医疗作业能力

医疗作业能力是灾害医学救援装备对伤病员医疗救治的基本保障功能，是在规定的时间、地点、环境等使用条件下，最大限度发挥装备效能的指标之一。

（二）机动能力

机动能力是指灾害医学救援装备展收运输的方便灵活程度，主要有自行能力、适运能力。自行能力主要指本身装备有动力系统的机动自行装备，如车辆、船舶、飞机、热气球等。适运能力主要指适合人力、铁路、公路、水上、空中运输的装备，如各种医用方舱、医用箱组和帐篷等，包括机动速度、越野性能等指标。

（三）可靠性

可靠性是指灾害医学救援装备品在规定的条件下和规定的时间内完成规定功能的能力。从装备工程角度出发，灾害医学救援装备的可靠性为装备品无故障完成任务的能力；从应用角度出发，可靠性分为固有可靠性和使用可靠性；从设计角度出发，可靠性分为基本可靠性和任务可靠性，前者度量装备品无须保障的能力，即装备在规定条件下无故障的持续时间和能力，通常用平均故障间隔时间（MTBF）来度量，后者是考虑造成任务失败的故障影响，是装备品完成任务的能力，通常用任务可靠度（MR）和致命性故障间隔时间（MTBCF）来度量。

（四）维修性

维修性是灾害医学救援装备产品的一种质量特性，是产品设计赋予的使其维修简便、迅速和经济的固有特性。在研制灾害医学救援装备时，必须使装备具有良好的维修可达性、零配件的标准化和可互换性、完善的防差错措施及识别标记，能保证维修安全、检测诊断准确、快速、简便；重视贵重零部件的可修复性，装备要符合维修中的人-机工程要求。所以研制灾害医学救援装备需要从论证开始，进行装备品的维修性分析、设计、试验、评定等各种工程活动。

（五）环境适应能力

灾害医学救援装备尤其是移动野外医院必须满足气候适应性，即环境温度、相对湿度、风压、沙尘、淋雨、日晒、盐雾、湿热等气候条件；地区地域适应性，即沙漠、草原、高原、海岛、山岳丛林等各种地理环境的适应能力和机动轮式装备的通过能力、越野能力等。

（六）生存能力

生存能力是指灾害医学救援装备的自我保护、自生存能力，主要包括结构的强度、抗冲击波的能力；抗高温、高湿能力及抗穿透辐射的能力；建立可靠的对生物战剂的防护能力；简化装备修复，使用一定次数后不降低性能的能力，主要指防弹毁伤能力、环境适应能力。也就是说灾害医学救援装备应用能够预防、承受或减轻敌方及特殊环境的影响和破坏，保持和恢复其完成卫勤保障规定任务的能力。

（七）人-机工程

以人的生理、心理特性为依据，运用系统工程的观点，分析研究人与灾害医学救援装备，人与环境，以及灾害医学救援装备与环境之间的相互作用，使灾害医学救援装备操作简便省力，安全舒适，人-机-环境的配合达到最佳状态。重点解决灾害医学救援装备、作业场所及各种用具和用品的设计如何与人的生理、心理特点相适应，从而为使用者创造安全、舒适、健康、高效的工作条件。

第二节　一般程序与设计方法

一、一般程序

参照国家和军队装备类项目研制程序，灾害医学救援装备研制程序一般划分为四个阶段：论证阶段、方案设计阶段、工程研制阶段、定型阶段。

（一）论证阶段

论证阶段的主要工作是项目论证单位根据主管部门的要求，包括论证初步总体技术方案、技术指标、研制经费、保障条件、研制周期等，形成论证报告。具体内容如下所示。

1. 装备在灾害医学保障中的地位、作用、使用方法和任务。
2. 国内外同类装备的现状、发展趋势及相关技术对比分析。
3. 主要技术指标、原则、依据、方法和实现途径及可能性。
4. 初步总体技术方案。
5. 拟达到的继承技术和新技术的采用比例，标准化程度，关键技术的成熟程度。
6. 新技术、新工艺、新原理、新材料采用的必要性和可行性。
7. 全寿命周期费用预测。
8. 研制周期及经费预测。
9. 初步的保障条件要求。
10. 任务组织实施的措施和建议。

（二）方案设计阶段

方案设计阶段的主要工作是承担单位根据批准的任务合同书制订实施计划，制订技术方案。技术方案的主要内容包括以下几方面。

1. 总体技术方案及系统总组成。
2. 对主要技术指标的细化和对个别指标调整的说明。
3. 质量、可靠性标准控制措施。
4. 关键技术解决的情况及进一步解决措施。
5. 装备性能、成本、进度、风险分析说明。
6. 产品成本价格估算。

（三）工程研制阶段

工程研制阶段的主要工作是承担单位根据任务合同书和审定的研制方案进行样机的设计、试制、试验。设计分为技术设计（结构设计）和详细设计阶段。其中技术设计阶段的主要工作是进行设计计算、模拟试验、各系统原理设计、原理试验及对设计的初步审查。详细设计阶段的主要工作是在技术设计的基础上进行图纸的设计、图纸的审查、可靠性和可维修性审查分析等。承担单位在每个研制设计阶段结束时应安排一个正式的、记录在案的、系统的和批评性的设计结果评审，以便对设计进行技术上、管理上的认可，为批准设计转入下一阶段提供信息。设计评审应按相关国家军用标准的规定进行。在设计过程中，承担单位应对子系统、整机交叉进行早期报警的分析试验活动，包括故障分析、实验室试验、现场试验。对早期报警的分析试验活动所产生的测试和审查结果，应由测试小组出具书面正式文件，以便在定型时参考。

（四）定型阶段

定型的主要工作是对装备的性能进行全面的考核，以确认其达到任务合同书的要求。设计定型必须符合下列要求。

1. 研究工作结束，经过用户试验和基本性能试验证明已达到任务合同书规定的技术指标要求和救援机构使用要求。

2. 定型资料齐全，格式规范，符合科技档案管理要求。

3. 生产装备所需的原材料、零部件、元器件的来源，全套技术资料、图纸和按相关要求必备的相关材料。

二、设计方法

鉴于灾害医学救援装备的门类繁多，使用条件及复杂程度又千差万别，因而不可能用相同的设计方法去处理。应结合其使用要求及工作条件，采取相应的设计方法，以提高其使用性能和综合保障性。

（一）传统设计方法

根据技术方案或合同任务书提出的要求和给定的参数，通过估算、经验类比或试验来确定设计方案。然后按经典的计算方法进行强度、刚度、抗震耐磨等性能的验算。若达不到预期要求，还要反复修改有关参数并验算，直至满足要求为止。因此，这种设计方法是一种人工试凑和定性分析比较的过程，缺乏定量的设计目标表达，存在费工、费时的缺点。

（二）功能设计法

功能设计法是指从装备的功能出发，并使功能与效果（特别是经济效果）统一起来，以获得最佳设计方案的一种方法。这种设计方法首先要进行功能分析，其工作内容包括辨识功能的内容本质和特点；区分主要功能和次要功能（辅助功能）、认清功能的层次和级别，即区分总功能、一级层次与功能、二级层次与功能等。其次是根据功能分析的结构建立起功能结构系统，并在此基础上进一步明确和把握各层次间的相互联系。最后，根据各层次功能结构，设计出实现相应层次的功能构件（或机构）和总体结构（或机构）。在上述工作的基础上，通过矩阵组合，确定较佳或最佳实现总功能的构件体系（机构）。然后从价值工程的角度出发计算实现各功能的成本，并对其功能价值进行计算评价，最后达到"功能高、成本低、价值大"的设计目标。

（三）可靠性设计方法

对于有可靠性要求的灾害医学救援装备，应采用可靠性设计的方法以保证其预定技术指标的实现。可靠性设计方法是现代设计方法中的一种重要形式，是从技术的可靠性出发，以取得最佳设计效果的一种有效方法。而所谓技术的可靠性是指装备（系统）在一定时间内保持其总体结构、完成规定功能的稳定性程度。因此，技术的可靠性程度主要通过保持其总体结构的稳定性指标、完成规定功能的概率指标、平均故障间隔时间等来度量。

进行可靠性设计，首先要进行可靠性分析，了解可靠性指标要求的具体程度和特点，分清可靠性指标的层次和级别，把握各层次指标之间的关系及其与总体可靠性指标间的相互影响，建立可靠性指标的结构体系。其次要确定可靠性的影响因素。其中包括内部因素如构件系统与结构系统等，外部因素如温度、湿度、振动、腐蚀等。最后要进行可靠性指标的分配和落实，并将这些指标与相应的内外影响因素联系起来，进而根据这种联系进行内部构件系统和结构系统的设计，以及外部环境因素的设计，如恒温设计、防震设计、防腐蚀设计等。

（四）优化设计方法

优化设计方法是把数学规划理论与计算方法应用于工程设计的先进设计方法。它按照预定的目标，借助于电子计算机的运算，寻求最优化设计的有关参数，从而获得好的技术经济效果。它克服了上述传统设计方法中缺乏定量表达及类比法带来的无法判断最优结果的缺点，并且将计算机辅助设计引入优化设计方法，为设计过程的完全自动化提供了有利条件。

在灾害医学救援装备研制中，当结构设计有多个变量存在而影响装备的主要性能时，就需要用优化设计的方法达到预期的目的。例如，在救护车及后送伤员附加装置的担架隔振装置设计中，其参变量有弹簧的刚度（C）及减振器的阻尼（Φ）两个互为影响的参数；医用舱室的环境控制设备设计中，涉及温度、风量、风速等多个变量的控制等。这些都需要用优化设计方法加以解决。

（五）计算机辅助设计（CAD）

计算机辅助设计与优化设计的结合是提高设计质量、加快设计速度的有效途径。所谓计算机辅助设计，就是通过计算机硬件和软件进行设计的技术分析和综合，寻求一种符合性能要求的最佳方案。它具有设计快速准确的优点，可以缩短设计周期，提高设计资源的利用率，节省人力资源，降低生产成本，因此在工程领域已获得了广泛的应用。

计算机辅助设计系统应用较多的是人机会话型设计系统，它是由设计人员通过会话语言，将设计的构思和分析比较等设计环节与计算机直接对话，直到找出最佳方案。在灾害医学救援装备研制的设计中已开展应用的有两方面，一方面是装备性能的模拟分析、结构分析及有限元分析,如车载医院中车辆的动力性分析、车身骨架的有限元计算等。另一方面是车身造型设计,它所运用的是计算机辅助几何设计(CAGD)的原理与方法。

第三节 技术要求

一、技术指标总体要求

灾害医学救援装备技术指标是指导灾害医学救援装备研制的依据,其总体要求如下。

(一)适用性

技术指标是围绕着一个特殊的使用目的而形成的,灾害医学救援装备技术指标是围绕着完成卫勤保障任务形成的。每一个灾害医学救援装备的技术指标的构成都必须满足卫生应急机构的使用功能和使用要求。

1. 有何种使用要求,就应有何种技术指标。例如,为了满足高原的灾害医学保障要求,应强调低气压、低温等对灾害医学救援装备的影响;为了满足南方高温、高湿等特殊环境要求,应强调高温、高湿、淋雨和盐雾等对灾害医学救援装备的影响;为了满足寒区救援保障要求,应强调低温、降雪等对灾害医学救援装备的影响。

2. 不同类型的灾害医学救援装备就应有不同的技术指标。例如,伤病员运送工具,其技术指标除了使用性能外,还应强调保障性、可靠性、维修性、环境适应性、安全性、人-机工程、勤务性能、生存性等特性指标;医用电子仪器,其技术指标除了使用性能外,还应强调保障性、可靠性、维修性、环境适应性、安全性、电磁兼容性、尺寸、重量、外观质量等特性指标。

3. 对某一项指标而言,其也因功能、使用要求和装备类型的不同而不同。制定指标时,应弄清装备的任务目的、任务环境、任务约束条件、效能度量要求及装备自身特点,并以此为依据确定技术指标的内容,最终形成装备的技术指标体系。技术指标的高低应适当,指标过低当然不能满足需要,但技术指标过高,超过了实际需要,也是不必要的。因此,必须确定一个最适宜的技术指标体系,也就是对指标和费用等多项因素进行综合分析,从中选取一个最优方案。

(二)先进性

在技术指标的规定方面,要有利于促进技术的进步和装备质量的提高。各项指标应适应国家技术经济发展的水平,力求反映当前科学技术的先进程度、先进的生产水平和卫勤保障经验,能充分发挥科研单位的潜在能力,促进技术进步,提高装备的质量和应急救援保障能力。

（三）协调性

灾害医学救援装备各项技术指标之间存在着相互连接、相互依存、相互补充、相互制约的内在联系，因而应该相互协调一致。可靠性、维修性、环境适应性、安全性、人-机工程等指标高，使用性能就会好，但装备的结构就可能会复杂，尺寸和重量就会增大，加工生产就会复杂，成本就会提高，研制周期就会加长；如果环境适应性指标高，对可靠性、安全性有利，但要采取相应的环境防护技术措施，这样装备的结构就会复杂，成本就会提高。因此，在确定技术指标时，应对各项指标进行技术经济分析和权衡，使之达到协调、平衡和最佳。

（四）可行性

在规定技术指标时，应考虑技术上的可行性和经济上的合理性。技术上的可行性，要考虑研制水平、生产水平、加工设备等条件。经济上的合理性是衡量技术上的可行性的重要标志和依据。任何先进技术的推广和应用都受经济条件的制约。真正先进的装备应是同等水平中较经济的。因此，在制定技术指标体系时，不仅要考虑技术上的先进性，而且要通过全面的技术经济分析和论证，寻求经济上的合理性和技术上的可行性，把提高技术指标体系的水平、提高灾害医学救援装备的质量与经济性结合起来。

（五）特有性

灾害医学救援装备的根本任务或者说主要功能是伤病防治，保障人员的健康。其对象是伤病员。因此，灾害医学救援装备技术指标体系必须围绕这个根本任务来建立。在确定使用性能指标时，不仅要考虑这个根本任务，还要考虑具体装备的功能和保障能力；在确定可靠性指标时，不仅要考虑装备本身的能力，还要考虑医疗救治工作的需要。

二、技术指标的主要构成

在确定灾害医学救援装备技术指标时，不仅要追求基本技术指标，还应兼顾专门技术指标，并使其与寿命周期费用达到优化平衡。

（一）使用性能

使用性能是灾害医学救援装备对所赋予的医学救援功能的实现程度，或者说是灾害医学救援装备为完成规定保障功能的能力。任何一种装备都有它的特定用途，不同用途的装备，其表征使用性能的参数是不同的。例如，对发电机来说，其使用性能是输出功率，其次是耗油量；对伤病员运送工具来说，其使用性能有伤病员运载能力、急救能力、动力性、操纵性、行驶平顺性、制动能力、耗油量等；对野战运血车来说，其使用性能有血液储运量、血液储存温度、储运时间、运输距离等。

使用性能是灾害医学救援装备最主要、最基本的性能，是灾害医学救援装备质量特性的主要标志。

1. 作业能力　主要有承载量、通过量、生产能力、功率、效率、速度、检测范围和精确度等。

2. 作业效果　主要是指满足技术指标要求的程度。

3. 作业对象　主要是伤病员，其次是致病生物、物质等。

（二）保障性

灾害医学救援装备保障性是指装备满足灾害医学救援保障使用要求的能力，包括两个方面的含义。

1. 与保障有关的设计特性，要求灾害医学救援装备具有好的保障功能或易于保障。

2. 保障资源，要求保障系统及其资源规划得好，保障资源协调匹配。保障性的主要指标包括以下内容。

（1）完好性定量指标：如使用可用度（Ao）、固有可用度（Ai）、能执行任务率（MC）等。其中使用可用度的度量方法是装备的能工作时间与能工作时间、不能工作时间的和之比；固有可用度的度量方法是装备的平均故障间隔时间与平均故障间隔时间、平均修复时间的和之比；能执行任务率的度量方法是在规定的条件下和规定的时间内，装备能完成规定任务的概率。

（2）保障系统和保障资源的定量指标：如平均保障延误时间（MLDT）、平均管理延误时间（MADT）、备件利用率、备件满足率、保障设备利用率、保障设备满足率、人员培训率、供油速率等。

（三）可靠性

可靠性是指灾害医学救援装备在规定的条件下和规定的时间内，完成规定卫勤功能的能力。可靠性是装备失效概率或故障率大小的标志。如果装备的可靠性水平低，装备的质量就无法保证，装备的使用功能就不能充分发挥。只有可靠性水平高，才能保证装备的功能得到充分发挥，否则就不能保证装备的规定功能。因此，可靠性是装备的一种重要的质量特性。为了提高灾害医学救援装备的质量，必须在装备的论证、技术设计、试制及批量生产各方面都把提高装备的可靠性指标作为技术研究的重要课题。

1. 可靠性定量指标

（1）平均故障间隔时间（MTBF）：为可修复装备可靠性的一种基本参数，指在规定的条件下和规定的时间内装备的寿命单位（装备使用持续期的度量）总数与故障总次数之比。

（2）平均故障前时间（MTTF）：为不可修复装备可靠性的一种基本参数，是在规定的条件下和规定的时间内装备的寿命单位总数与故障装备总数之比。

（3）故障率（FR）：指在规定的条件下和规定的时间内，装备的故障总数与寿命单位总数之比。

（4）平均维修间隔时间（MTBM）：在规定的条件下和规定的时间内，装备的寿命单位总数与该装备计划维修和非计划维修事件总数之比。

（5）平均故障间隔里程：在规定的条件下和规定的时间内，装备行程的总距离与故障总次数之比。

2. 可靠性定性要求　如果某些装备的可靠性要求难以规定定量指标和验证方法时，则应该规定定性要求和验收规则。例如，对选用的零部件、元器件的可靠性要求，对选用的零部件、元器件和原材料的品种及数量要求，对减额、余度、容差等设计及可靠性设计评审与验收规则等要求。

（四）维修性

维修性是指灾害医学救援装备在规定的条件下和规定的时间内，按规定程序和方法进行维修后，保持和恢复到规定状态的能力。维修性起初包含在可靠性之中，随着可靠性的发展而发展。维修性是装备失效或出了故障容易修理，平时维护方便的特性。其是通过设计赋予装备的一种维修方便、迅速而经济的特性，因此，维修性和可靠性一样，是装备的一种重要质量特性。

维修性的主要指标和要求包括维修性的定量指标，如平均修复时间（MTTR）、更换主要部件时间、故障检测率（FDR）、故障隔离率（FIR）、虚警率（FAR）等。其中平均修复时间（MTTR）的度量方法是在规定的条件下和规定的时间内，装备在任一规定的维修级别上，修复性维修总时间与在该级别上被修复装备的故障总数之比。维修性的定量指标一般与维修时间有关，由于维修，装备通常处于非工作状态，因此人们希望尽可能缩短这段时间。

（五）环境适应性

环境适应性是指灾害医学救援装备在规定的环境条件下和预定的寿命期内完成规定功能的能力。环境是在给定的时间和空间条件下，作用于人类和物资装备的所有外界影响和力量的总和。环境条件包括自然环境条件和诱发环境条件两部分。自然环境条件是自然发生的气候、地表和生物等因素。诱发环境条件是人类活动或装备本身引起的振动、冲击、噪声、电磁辐射等因素。自然环境条件和诱发环境条件之间是相互影响、相互制约的关系。实践证明，环境条件对装备的影响极大，有时会损坏装备，发生人身事故。因此，分析装备在寿命期内所经历的环境条件，研究环境对装备的影响，进而提出合理的环境适应性指标，对于研制适应于预定环境条件的灾害医学救援装备是十分重要的。环境适应性是灾害医学救援装备的一种重要的质量特性，环境适应性的主要指标及要求如下。

1. 自然环境条件　①气候条件，主要有温度（包括低温储存、低温工作、高温储存、高温工作）、湿度、低气压（海拔高度）、风力、降雨、降雪、雾、盐雾、沙尘、太阳辐射等；②地表条件，主要有道路、地形、水文、植被等；③生物条件，主要有霉菌、白蚁、鼠。

2. **诱发环境条件**　主要有大气污染物、振动、冲击、加速度、噪声、电磁辐射、沙尘等。

（六）机动性

所谓机动性有双重含义：①广义的机动性，是指装备实施机动保障的能力，包括机动方式、机动范围和状态转换能力及运输适应性等；②狭义的机动性，是指有自行能力的装备的机动速度（如最高车速）、机动距离（如续驶里程）和通过性能（或越野能力）等。

1. **状态转换能力**　包括平时状态转入应急状态、应急状态转入行进状态、行进状态转入工作状态，一般以时间作为度量指标。

2. **运输适应性**　包括装备对运输、转载工具等的适应性要求。

3. **机动性能**　包括机动速度、机动距离、转弯半径、加速性、制动性、通过性能、爬坡度、爬升率等。

4. **其他要求**　机动中装备自救互救能力、自动定位定向能力等。

（七）安全性

安全性是指灾害医学救援装备在运输、储存和使用过程中，保证人身、设备和环境免遭危害的程度。安全性与可靠性、维修性一样，是装备的一种固有质量特性，是通过设计、制造等工程活动得到的。灾害医学救援装备要快速、高效、经济和正常地完成规定的卫勤功能任务，必须要有较好的安全性，才能防止或减少灾害医学救援装备在寿命期内对人身的伤害、对装备的损坏，以及对环境的污染。

1. **电安全性**　主要包括电压及限值、绝缘接地及保护阻抗、漏电流、电介质强度、电气间隙和爬电距离等。

2. **机械安全性**　主要包括机械强度和刚度、安全防护装置、识别标志和警告装置、运动件的锁定、紧急装置、重心高度和倾斜等。

3. **生物相容性**　主要包括微生物、毒性、刺激性、过敏、溶血、热源、稳定性、有效期等。

4. **辐射防护**　主要包括 X 射线防护、超声防护、激光防护、中子防护、微波防护等。

5. **环境保护**　主要包括有害废物、废液、废气等的处理。

6. **其他**　主要包括防火、防爆、防高温、防雷电、信息安全等。

（八）人-机工程

人-机工程是指运用系统工程的理论与方法，综合研究灾害医学救援装备人-机-环境系统中人、机、环境各要素本身的性能，以及它们之间的相互关系、相互作用及其协调方式，以使灾害医学救援装备及其操作者能够发挥最大的工作效能。

1. 适宜的环境大气条件：包括大气成分、气压、温度、湿度、有害物质及致病微生物，以及防止这些变量的非控制波动超出允许范围所采取的安全装置。

2. 噪声、振动、加速度、冲击、爆炸等的变动范围及为防止上述变量的非控制波动超出安全范围所采取的安全装置。

3. 保护操作者和伤病员免受热、毒性、放射性、机械、电气、电磁、烟火及其他形式的危害。

4. 为操作者和装备提供足够的空间，并为操作者在正常和紧急情况下执行操作和维修任务时必要的身体移动和活动提供自由空间。

5. 在正常和紧急情况下，操作者之间及操作者与伤病员、装备之间有足够的体觉、视觉、听觉及其他形式的通信联系。

6. 操作与维修时的工作空间、设备、控制器及显示器的有效布局。

7. 为执行操作、控制或维修任务提供充足的自然或人工照明。

8. 为在正常、危险或紧急情况下人员的进出及通行提供安全而足够的通道、出口、梯子、平台及其他设施。

9. 提供能被操作者和伤病员接受的人体支撑和约束装置、座椅、扶手、靠背，以及氧气、水和三废处理装置；提供能减少作业持续时间及疲劳产生的心身压力的措施。

10. 控制器、显示器、工作空间及舱室设计、位置和布局，应与操作、伤病员、维修装备、操作者的着装和个人装备相互兼容。

11. 装备的设计应保证在正常、危险或紧急维修情况下操作及维修作业的快速、安全、简便与经济。

12. 其他要求。

（九）电磁兼容性

电磁兼容性是指灾害医学救援装备在共同的电磁环境中能一起完成各自功能的共存状态。实践证明，电磁兼容性不仅影响装备本身，而且影响装备的可靠性、安全性、寿命、成本，影响人身安全和自然环境，因而是装备的一项重要质量特性。其主要指标如下所示。

1. 电磁发射频率范围。

2. 电磁敏感度范围。

（十）生存性

生存性是指灾害医学救援装备在特殊环境下的抗损坏能力，是装备遭受外界打击时，不被破坏或不影响其主要技术性能的能力。生存性的主要要求包括耐洗消、抗雷击、耐腐蚀、耐老化等。

（十一）标准化

装备标准化是指在灾害医学救援装备领域中，对重复性事物和概念，通过制订、发布和实施标准和规范达到统一，以获得最佳秩序、军事效益和经济效益。装备发展的客观要求也是实现现代化的一项重要技术政策。其主要形式为装备品种的简化、统一化、系列化、通用化、组合化等，目的在于使装备及其零部件减少品种，统一规格，缩短设计和生产过程，降低成本，提高质量，方便维修，增加效益，从而保证和提高装备的技术性能。其主要要求指标如下所示。

1. 通用化、系列化、组合化要求。
2. 互换性和内外接口要求。
3. 标准化程度要求。
4. 研制过程中应贯彻执行的标准与应制订的装备规范的清单。
5. 标准化让步处理要求。

（十二）尺寸和质量（重量）

几何尺寸和重量是装备的质量特性之一，对装备的使用性能、勤务性等影响很大。若一种装备外形古怪复杂，体积和重量很大，不仅对搬运不利，对装卸工具、运输工具、道路和设施要求严格，而且其自身使用和维护也不便。因此，在可能的情况下，应将装备设计得结构简单、体积小、重量轻。当然，也不能一味追求体积小、重量轻，否则，必然影响使用性能和其他性能。

（十三）外观质量

外观质量是指装备的造型、款式、颜色、图案和表面精细度等符合美学要求的程度。随着科学技术和经济的发展、装备的日新月异、人们审美观念的提高，装备的外观质量已越来越成为衡量装备质量的一个不可忽视的特性。人们对装备质量的认识往往首先从外观质量开始，然后在使用中逐步深化。如果人们一看到装备就感到不舒服，即使装备质量好，人们也不太爱使用。

1. 外观　主要有造型、外表颜色、标志图案等。
2. 表面加工质量　主要有材料缺陷、加工缺陷、涂镀缺陷等。

（十四）其他指标和要求

其他指标和要求包括标志、能耗、材料、设计和结构、包装等。

灾害医学救援装备模块化与集成化

灾害医学救援要具有反应速度快、救援全科性的特点，但由于灾害医学救援的范围很广，针对具体任务，需携带的灾害医学救援装备不完全相同，这就决定了灾害医学救援装备不同于医院使用的普通医疗装备，必须要功能集成、模块组合、小型便携。因此，灾害医学救援装备模块化和集成化是其重要的特点。

第一节 概　述

一、模块

童时中所著《模块化原理、设计方法及应用》一书对"模块"下了确切的定义：所谓模块，就是可组合成系统的、具有某种确定功能和接口结构的、典型的通用独立单元。

模块化最早起源于现代工业社会。在社会化大生产的过程中，为解决多种需求、多型产品和生产的多适应性问题，产生了模块化的生产方式。到 20 世纪 90 年代初，模块化已在我国机电产品设计、计算机产品开发、船舶建造等众多领域得到广泛的应用。也是在这一时期，国防科工委高瞻远瞩，为缩短武器装备研发周期，提高其质量、可靠性和综合保障能力，把开展模块化作为发展国防科技和武器装备的一项基本政策，投入巨资全面开展军事装备模块化的研究、设计、试制工作。

模块化作为一种工作方法和思维方法，在事物的构成模式分析、结构优化，以及系统的分解、重组、协调等方面有着独特的效能，因此其在许多领域得到广泛的应用和重视，灾害医学救援装备的研发也不例外。

二、集成

集成是一个非常成熟的概念，已广泛应用于各个领域，其是指将一些孤立的事物或元素通过某种方式改变原有的分散状态，集中在一起产生联系，从而构成一个有机整体的过程。集成是一项活动过程或结果，同时也是一种方法，突出强调集成主体的目的性、组织性和行为性。因此，集成的思想和方法被广泛用于构造复杂系统和解决复杂系统的效率问题。

三、模块与集成的关系

模块和集成是事物发展的两种不同的路径和方法，但两者之间是存在联系和交叉的。用模块可以组合成系统，即系统本身是组合式结构。在此，组合的含义是通过接口进行连接，而不是融合、化合及综合等概念，但集成被包含在内。

针对灾害医学救援装备来说，模块化和集成化是组合使用的，很难分出层次和彼此，即在同一装备上既使用了模块化方法也使用了集成化方法。因此，一般将模块化和集成化统一描述和使用。例如，在帐篷医院系统中，手术帐篷是一个分系统，其内部还有手术集成模块、配电照明模块等，而手术模块又是由麻醉机、监护仪、高频电刀、手术灯多种装备集成的。

四、模块化与集成化概念

所谓灾害医学救援装备模块化与集成化是指为了取得灾害医学救援装备最大的使用效益，从系统观点出发，研究灾害医学救援单个装备或由若干装备组成的系统的构成形式，用分解和组合的方法建立模块体系，运用集成化方法解决功耗、体积等问题，并运用模块组合成装备或系统的全过程。

（一）独立性特征

模块是系统的组成部分，用模块可以组合成系统，也易于从系统中分离或更换。但是，模块不是对系统任意分割的产物，它具有明确的特定功能，这一功能不依附于其他功能而相对独立存在。例如，把帐篷医院系统看作一个系统，其中的手术单元、病房单元就是一个一个的模块，它们各自具有明确的功能，可以从系统中分离而相对独立存在。

（二）通用性特征

其通用性体现在互换性和兼容性，同类模块都是按照相同的规范和标准进行严格设计的，其内部组成、相互关系、功能作用都是一致的，相互之间可以替代和互换，如相同床位数的病房单元是可以互换的。

（三）组合性特征

模块应具有能传递功能、能组成系统的接口（输入、输出）结构，因此同种或不同功能的模块可以相互拼接和组合，可以把多个单一功能模块组合成一个新系统。例如，把2个15张床位的病房单元相互组合，再加上手术单元、急救单元等就可以组成一个30张床位的帐篷医院系统。

第二节　地位与作用

一、有利于简化装备设计

一个新装备一般是以原有技术为基础，再加部分新技术构成的。在传统设计方法中，各种新装备分别由不同的单位、部门或课题组进行设计，虽在技术原理上对原有技术有继承性，但从标准化着眼，电路及结构硬件上的继承性较差，设计是从逐个零件、逐个分机进行的。如若采用模块化与集成化设计方式，则原有技术是以通用功能部件的形式存在，可拿过来就用（或只进行少量修改），只需研制部分含有新技术内容的专用模块或部件（可成为后续产品的通用模块或部件），即可构成新装备，而不必一切从头开始，从而大大减少了新装备设计研制的工作量，缩短了新装备设计周期及生产准备（包括工艺装备的设计与制造等）周期，新老装备可在同一条生产线上生产或试制。如若某一装备系统在同一行业中有统一规划和专业化生产，还可通过外购或外协部分模块来减少专用模块研制所占的分量。运用模块化和集成化设计可减少大量的低水平重复劳动，如重复设计规格性能相近的电源、信息处理系统及机械结构等。如若对同类电子设备的机械结构（如连接器、印制板、插件、插箱及机柜）能采用同一尺寸系列及同一典型结构，则新装备设计主要变成印制板的布线设计。

对于大型装备或大型工程，统一的模块化与集成化模式可由若干人平行地开展联合设计，从而缩短设计周期。模块化与集成化的设计、生产方式应有利于装备的修改、扩展、开发、更新。可根据不同需要，及时变换装备品种、改进装备结构，迅速而灵活地组装出不同规模、不同功能的新系统。模块化与集成化减少了零部件种类和材料的种类，可极大地提高管理效率。它缩减了各个生产管理环节的工作量，缩短了生产准备周期，提高了原材料及元器件等的采购及库房管理效率。这些管理工作内容的简化和效率的提高是缩短产品交货期的重要环节。模块化与集成化设计是计算机辅助设计（CAD）的基础，借助储存于计算机的模块系列及通用结构要素可大大加速新产品的开发速度。

二、有利于提高装备的质量和可靠性

模块是一种技术比较先进、结构比较合理的通用部件，在作为通用模块之前，一般均经过试用和实践验证，并反复修改优化；做过各种测试和试验；经过若干专家的审查和鉴定，是集体智慧的结晶；成熟的模块还经过小批量甚至大批量生产的考验，因而模块的质量一般是比较高的。虽然装备的质量不是模块质量的简单总和，但优质的部件无疑是优质装备的基础。

导致装备失效主要有四大因素：设计缺陷、制造缺陷、组装差错、环境影响。前三者是装备出故障的内因，后者是外因。对非模块化的新装备，各分机及整机需进行全面性能考核。在模块化结构中，现有模块的设计、制造、组装均已定型，并且已经过例行试验的考核，其可靠性已得到全面验证，只需验证新模块的可靠性。由于整机可靠性是各单元可靠性的乘积，因而可以认为，模块化结构大大提高了整机的可靠性。尤其在大型系统的研制中，特别强调在最大限度内利用已有的要素来构成高度可靠的系统。

三、有利于提高装备的机动性

机动性是对灾害医学救援装备的特殊要求。模块化、集成化装备采用集成组合式结构，既可以使装备体积大幅缩小，又可将笨重的装备进行分解，使之易于装卸、搬运、包装和运输，对各种运输工具有良好的适应性，在必要时甚至可以采用肩扛、手提等方式进行机动应急转移，有利于提高装备的机动性。

四、有利于形成良好的维修性

从维修着眼，模块是能从整机上整个拆下来的设计部件。模块化结构的装备有利于进行现场快速抢修。在模块化结构的装备中，由于模块间有明确的功能分割，且常有故障指示，发生故障后易于判断，并易于迅速找到有故障的模块，缩短了故障诊断时间；由于模块易于从装备中拆卸和组装，可以模块为单位拆下来进行维修，从而大大改善了维修条件，简化了维修工作，可加快维修速度，并提高了修理后的质量；由于简化了故障诊断及装拆作业，改善了维修条件，其可大大降低对维修人员技术水平和技能的要求。如有备用模块，那么设备的操作者就可及时进行快速更换，而将换下的失效模块送回维修机构甚至生产单位，由专业人员从容不迫地进行维修。

五、有利于产生良好的效益

从系统观点出发，衡量一个系统的效果不应简单地采用寿命或成本等经济指标，而应采用综合性的指标，如效能/成本比（效费比）、价值寿命、造价/维护费用比、时间价值等。

（一）效费比

可用于全面权衡装备的价值。若 V 表示装备的价值，F 表示装备的效能，C 表示装备的成本，则装备的价值可表示为 $V=F/C$。在模块化设计中，装备由模块组合而成，易于及时用高效模块取代低效模块，易于实现装备功能的伸缩、扩展、更新，所以说模块化装备的效能高；一种模块可通用于多种装备，虽然装备是多品种、小批量甚至单件生产，但模块却可形成一定的批量，可取得批生产的效益，降低了设计、工艺准备、工装模具及相应管理的费用，大大降低了装备的成本。所以说，模块化结构的装备具有良好的效费比。

（二）价值寿命

价值寿命是指装备由开始使用到淘汰失效的这段时间。在此所说的失效主要是指由于技术过时等因素而被淘汰。对于模块化装备，若只是部分模块的技术过时，只需更新被淘汰的模块就可使这类装备获得新生，从而大大提高了这类装备的价值寿命。

（三）造价/维护费用比

某些装备在长期运行中的维护费用比造价还要高出许多，所以用这一指标来衡量装备的整体经济效果。模块化结构的维修性好，且易于以新模块代替旧模块，因而具有良好的造价/维护费用比。

（四）时间价值

一些大系统由于技术复杂，研制周期长，而更新淘汰周期短，甚至在鉴定时技术上已陈旧落后，失去了使用价值，于是用时间价值来衡量系统效果。如前所述，模块化结构的新装备只需研制部分新模块，其研制周期短，易于更新装备的功能，大大提高了装备的时间价值。

六、有利于推动科技成果转化

采用模块化设计，装备以已有模块的组合为主，模块是已定型的部件，可拿过来就用，设计师的主要精力可放在创新上。而按模块化原则设计的新模块转化为通用模块后，又可供别人共同使用。所以，每一位设计师都可以由众多设计师所堆砌起来的模块体系为基础，从一个比较高的起点出发，进行创造性的劳动。或者说，模块化设计对设计师来说，是某种意义上的解放，他们可将更多的聪明才智应用于创造发明。模块化还是科技成果转换为生产力的最佳途径，把科技成果按模块化原则进行改造，使其转化为一种具有通用接口的独立单元（模块），成为实用技术；对广大用户来说，则是可以拿来就用的商品化通用部件，可迅速用于开发新装备，取得良好的效益。

第三节　方　法

一、理论基础

模块化与集成化理论本身是一种新的方法论，它是诸多思维方法在产业系统的综合运用。系统原理及方法、标准化原理及方法和具有普适性的逻辑思维方法，构成了它的三大理论基础。全面理解这些理论基础是领略模块化与集成化精髓的前提。

（一）系统原理及方法的运用

1. **整体性原理与整体分析法**　把模块化系统作为有机整体看待，应以整体观念来协调系统诸单元。在开展模块化的过程中，必须有周密的总体规划与及时的宏观控制与协调，并通过系统的模型化来协调系统的整体效应。

2. **相关性原理与结构分析思维法**　系统内各单元是相互联系、相互作用、有机地结合在一起的。模块是通过链网状的接口系统构成模块化系统的。只有充分注意各个接口的协调和匹配性，才能保证系统整体的良好质量及可靠性，而结构分析法是有效地进行系统分解的工具。

3. **层次性原理和层次分析法**　具有层次性是系统的普遍特性，可按功能或结构将一个系统分成若干层次，使之泾渭分明。在模块化系统总体设计中的首要任务就是拟制模块化系统（层次）。

4. **动态性原理与动态思维法**　现实系统一般都是动态系统。模块化系统有其形成、发展、应用、衰老、更新的过程；在实施过程中，需根据技术及市场动态对模块化系统进行调整、扩展、修改，并考虑相关的技术继承性和模块复用性问题。在模块化过程中要防止思想僵化、因循守旧，这样才能使模块化系统保持其活力。

5. **目的性原理与有的放矢分析法**　系统具有目的性，在建立系统时，首要任务就是确定系统应达到的总目标（目的和要求），目标不明确的模块化系统是无实用价值的，或无生命力的。在建立模块化系统时，切忌主观武断、生搬硬套、盲目行事。

6. **三维矩阵法**　传统方法对目标的分析是单一的，美国 Hall 提出的系统工程方法则是跨学科的三维结构。时间维（工作阶段）表示系统从规划到使用、更新的全过程，按时间可分成六个阶段；逻辑维（思维过程、工作步骤）是分析和解决问题时的逻辑过程，指每个工作阶段所经历的工作步骤；知识维是完成上述步骤和阶段所需的各种专业知识，据此可确定每一工作阶段、每一步骤该由哪一些专业人员组成学习小组来开展模块化工作。

三维结构是从系统工程研究中逐步形成的一套科学的工作方法和步骤，以三维结构去规划、设计、管理或控制模块化系统，可使模块化的进程有条不紊，并有利于提高效率和质量。

7. **宏模型法**　将系统分成比较少数的分系统（或模块），只表示分系统的相互关系，而又不涉及分系统内部的一种宏观模型，称为宏模型。宏模型是定性的或粗线条的，其任务是找出系统的主要因素和问题：主要因素的整理与综合（分组化、分系统化）；主要因素间的结构估计（绘制网络）。对模块化系统来说，建立宏模型是规划阶段和总体设计阶段的中心任务，它是系统的骨架，是系统优化的第一步。

忽略宏模型的研究，如不区分宏模型与微模型（详细模型）这两个阶段，一开始就陷入微模型之中，必然会抓不住主要因素，使系统失去整体感和协调性，并给系统的综合与形成带来困难。

8. 系统评价与价值分析法　系统评价旨在选择技术上先进、经济上合理的最优系统方案，它也是决策的依据。在模块化的各个阶段都应运用价值分析法对系统做出分析，以作为系统优化的依据。

（二）逻辑思维方法的运用

1. 比较和联想　比较思维法是把各种事物和现实加以对比，来确定它们的异同点和关系。模块就是通过比较，把系统中相同或相似的要素抽取出来。

2. 分析和综合　分析是将对象分解成各个部分、侧面和属性并分别加以研究的思维方法，综合是把对若干相关对象的认识统一为一个整体的思维过程。在模块化进程中，通过分解得出模块系列，通过组合得到产品系列型谱。系统的分析和综合是以综合为逻辑起点，其程序是综合、分解、综合，是一个反复的过程。在模块化系统设计中，应从系统整体出发，把综合渗透贯穿于思维的全过程，在综合的指导和控制下进行分解（分析），再通过逐级综合而达到总体的最佳状态。

3. 抽象和具体　人的思维是从感性认识开始的，只有通过抽象，才可能深入事物的内部，发现事物的本质，由抽象上升到思维中的具体，形成对事物整体的新的具体认识。模块化理论的形成过程就是一个由抽象到具体的过程，一个模块化系统的建立也是如此。

4. 归纳和演绎　归纳就是通过对个别事物的分析、研究、概括，发现并掌握许多事物的共同本质，形成对于事物的一般性认识。演绎是以归纳得来的普遍结论为出发点，指导新的个别事物的研究，从而深化对个别事物的认识。一个模块化产品系统的建立也要经历一个由归纳到演绎的过程：经过分析认识该系统中各类产品的特有本质，经归纳、概括，找出普遍适用的产品构成的规律，建立具体的产品模块系统；而运用模块体系开发新产品则是一个演绎的过程。

（三）标准化方法的运用

标准化是模块化的最主要特征。模块化产品由通用部件（模块）组合而成，其基本特征可归纳如下：产品或系统的构成方式是组合式结构，构成产品或系统的单元是通用部件，即如前所述"是具有标准化特征的单元"，由此可清楚地看出模块化的标准化属性。标准化中的诸如简化、统一化、系列化、通用化等形式和方法均是模块化过程中的基本思维方法，标准化中所运用的协调、优化、反馈控制等一系列宏观管理方法，以及标准化效益的评估和计算方法等，也是开展模块化的有效手段。模块化是标准化原理在应用上的发展，它是特征尺寸模数化、结构典型化、部件通用化、参数系列化、组装组合化的综合体。标准件、通用件是在零件级进行通用互换,而模块则是在部件级进行通用互换,用模块可以直接构成整机乃至系统,从而在更高的层次上实现简化。可以说,模块化是标准化的高级形式。

(四)模块化与集成化是一种自成体系的理论

模块化与集成化以系统工程原理和方法、标准化原理和方法及各种逻辑思维方法为基础,但不是这些方法的简单重复和模仿,也不是它们的简单罗列和加和,而是赋予这些方法特定的具体内容,并加以归纳综合和抽象而统一成为一种自成体系的理论。其由量的综合导致质的飞跃,成为一种有机整体,具有自己特有的概念和规律,在解决某些工程问题时,其有独特的效能。

模块化与集成化方法的重要意义在于在一般方法论中注入了标准化的因素,或者说它给方法论赋予了标准化的色彩,是一种标准化方法论。模块化与集成化是方法论中的一个新成员,用它来分析复杂事物、解决大型问题,可使问题简化、条理分明,进而取得良好的秩序、质量和效益。

二、模块化设计方法

(一)模块化过程中系统分解技法

在模块化设计中,由系统"分解"而得模块,由模块"组合"而得产品,其中分解是否得当是关键性的,分解不当将给组合带来困难,所以,在动手分解之前,应充分了解系统分解为模块的技巧。

1. 系统分析   是系统分解的前期准备工作。在此不仅需对建立的模块系统进行分析,而且需对该模块系统的服务对象——各种产品或系统进行分析。不仅要调查、研究、分析国内外的现状,还需分析技术发展方向。在此基础上,确定待建立的模块化系统的轮廓、规模、适用范围(对象系统)、与相关领域的兼容性和并存性等。如此,才能为正确地进行分解打下基础。

2. 以功能为核心进行分解   功能是构成模块的依据,也是进行系统分解的基础。模块可以其物理功能(如电气、机械、光学、声学、其他物理量、信息等)为单元构成,也可按整机(系统)的组装结构或维修功能的要求为单元构成。各种功能模块往往以机械结构模块为载体,参与整机或系统的组装。

3. 通用要素的提取与分离   对系统进行分解,首先要知道系统由哪些主要功能要素构成,然后以主要功能要素为核心,将关系较为密切的构成要素分组,再经过加工整理,把这些功能要素组从系统分离出来,使之成为能适应多种对象系统的具有特定功能的独立单元,再经标准化处理成为模块,供组成系统之用。

提取系统主要因素的第一步是做出各相关系统的功能框图,并分解为若干部件或要素,实现部件或要素与系统的分离;通过对上述分离出来的要素进行归纳、分析、分类,可发现有许多相似的功能要素,这些具有相同或相似功能的要素在不同装置或设备中反复多次出现，但常具有多种表现形态，通过简化和统一化将多种相似要素归并成为几种典型的、成系列的功能单元。

这个简化、统一化的过程实际上是对这些要素的构成及性能的重新审定和确认，并且更重要的是重新塑造，它不仅需具有典型性，而且需满足各种对象系统中的各类不同装置的需要，即具有通用性，由此形成模块的雏形。

4. 分解点的选择　在把系统分解成若干模块时，其基本原则是使模块内的聚集度最大而模块间的结合度最小。模块内的各构成要素都是为实现模块功能服务的，其间聚集度（密切程度）高，才可能形成一个模块。而模块间的结合强度应弱些，以便使接口结构能简易些，即系统容易组合、容易拆散。从维修性来看，模块间结合强度弱些，可简化维修工作，缩短维修时间。

5. 模块的层次、规模与数量（指构成系统的模块种类数）　与对象系统的具体情况、规模及复杂程度有关。欲将系统分解为模块，主要应考虑在把模块组合成系统时，组装和调试的难易程度。从模块的规模大小来看，似乎模块越小越好，因越小越易于处理（设计、修改），但模块划分得越小，数量就越多，在组合成系统时，由于条理层次不清，欲得到最佳综合是很困难的；从系统着眼，分解的目的是为了使系统易于处理，如分系统数量太少，综合虽然是简单了，但分系统规模很大，本身的定量处理就变得较为困难，未达到简化系统的目的。有效的解决办法是将系统分成层次，每个层次由数量及规模适中的模块组成，这种有适当数量控制的层次结构可使系统构成简化，条理分明，各个层次在技术上也易于处理。而且提高了系统的适应性和灵活性，使系统易于扩展、调整和修改。关于数量与规模间的适度关系，也可通过制造费用的高低进行分析。从系统着眼，产品的总成本应包括单独制造模块的成本和模块相互连接的成本。模块数多，单个规模小，制造成本低，但用于相互连接的费用就增大；反之，模块数量少，模块规模大，制造成本高，但连接费用小。其间有一个总成本最低的模块数量。

6. 非典型要素的标准化处理　在对多个系统进行反复分析并提取通用要素后，可以发现还存在许多非典型要素。

这些要素包括外购的商品化的部件（包括器件、仪器、仪表、装置），已在使用的批量生产的部件，一些比较小的分立的构成要素等。

非典型要素纳入模块化系统：作为专用模块处理；对其进行改造，使之适应本模块化系统；归纳成新的模块，取代非典型要素；在相应模块上设计专用接口或设计接口模块，使这些非典型要素与本系统取得协调；将非典型要素附加或集成于主要要素（模块）；将非典型要素适当归类，并集装于机械结构模块。

7. 接口的处理　在模块化产品（系统）中，模块间接口的协调与匹配是组成系统并保证系统正常运行的重要环节，接口是否良好将直接影响到系统的质量和效率。在进行系统分解时，必须充分考虑分解后接口结构的安装及其难易程度。

（1）将接口结构作为模块的组成部分之一，在组装成系统时通过连接件（如紧固件、接插件、电缆等）进行连接。

（2）将接口模块作为模块化系统的组成部分之一，实现接口协调的主要问题是接口的标准化。

8. 维修性的考虑　从机器的维修性出发，模块是指能从装配关系上整个拆下来的设计部件。机器越复杂，修复故障的时间就越长，解决办法是不在小零部件级上修理，而以较大的单元（模块）来更换，以缩短诊断时间和更换时间，所以维修性也是系统分解时应考虑的原则之一。

9. 系统综合　运用已设定的模块及接口模式，研究将这些模块重新组合成多种子系统或产品的可行性。综合既是为了验证是否能达到最初预期的目的，也是为了验证系统分解的正确性。

（二）模块化系统概念设计

1. 模块化设计与传统设计方法的区别

（1）模块化设计面向产品系统：传统设计是面向某一具体对象，从产品的具体功能、具体结构入手进行设计，而模块化设计则是面向某一类产品系统。

（2）模块化设计是标准化设计：传统的产品设计中虽然也需要运用有关的标准化资料，甚至采用一些通用件等，但从总体上来说，它是专用性的特定设计，而模块化设计中的模块则是成系列的部件级通用件，模块化设计需全面理解并运用标准化理论。

（3）模块化设计程序是由上而下：传统设计主要着眼于功能设计、详细设计，其基本特征是由下到上或由细到总的；而模块化设计首先着眼于产品系统的规划、产品系统的功能分解与组合、产品系统宏模型及系列型谱的制订，或者说它首先着眼于概念设计而不是详细设计。它是"由上到下""由总到细"地进行设计。

（4）模块化是组合化设计：传统产品的构成模式是整体式的，其中部件的组合方式是特定的。模块化产品的构成特点是组合式的，组合的基本单元——模块常作为独立商品而存在，设计中需充分考虑系统的协调性、互换性和组合性，设计难度大。

（5）模块化设计需以一定的新理论为支撑：在传统设计中，只需凭扎实的专业知识和一定的设计经验就可设计出较好的产品，而模块化设计仅有这些还不够，必须对系统工程原理和方法、标准化理论、模块化理论及设计方法等有足够的理解。

（6）模块化设计有两个对象：传统设计的对象是产品，但模块化的产物既可是产品，也可是模块。实际上常形成两个专业化的设计、制造体系，一部分工厂以设计、制造模块为主，一部分工厂则是以设计制造产品（常称之为整机厂）为主。

2. 系统的概念设计　模块化产品系统是一种开发周期长，需投入大量人力、物力、财力的复杂系统。系统设计是根据系统的目标或目的，在特定的环境条件下，运用一定的原理和方法来确定一个合乎需要的系统。从设计程序上来说，其系统方案需经过顾问、专家评定、优选后才能转入实际研制阶段。

模块化产品系统概念设计的任务是形成系统的宏模型。宏模型的优劣将直接关系到整个模块化系统的生命力和寿命。

（1）系统的外部设计：设计系统时，需同时考虑对象系统的内部问题和围绕这种系统的外部（环境和社会）问题。外部系统对内部系统有干扰，这些干扰是社会对系统的要求（功能、经费、工期、大小等）和制约条件（环境、资金、器材、信息、法律等），外部系统是内部系统设计的依据，内部系统的设计必须满足和适应外部条件的要求。另一方面，内部系统对外部系统也有干扰，这是由于系统的完成给社会带来的影响或造成的变化，这些变化包括由这个系统给社会带来的利益或危害，或者对其他系统的影响，还有其他的波及效果等。

1）问题的定义：弄清系统的实质，调查系统的历史、现状、动态、趋势；对现有的类似系统进行比较，分析其优缺点及矛盾；弄清新系统的目的与要求，并提出新系统的设想。

2）目标的选择和计划的制订：根据对新系统的设想，分析各种制约条件，如关键技术的成熟程度、技术力量、物质条件、环境条件、资金、设计制造周期、市场等因素，即进行所谓可行性论证，然后选择有实用价值的系统。据此，可确定具体的目标与要求，并制订整体规划。

（2）系统的方案设计：在满足目标要求的前提下，对模块化系统的方案进行探索，并从几种可能方案中作出选择，初步确定系统的方案。

1）系统的总体构成：描述系统的轮廓、构成模式、范围、规模、主要技术特征和参数、与相邻系统的界限与关系等。

2）系统的分割和功能分配：运用模块化原理，把系统分解为分系统、模块，拟就系统层次图。

3）系统的人机功能分配：确定系统的自动化方案，它影响到系统的效率、可靠性和成本。

（3）系统功能（指标）设计

1）确定各分系统及模块的性能参数。

2）确定分系统及模块的几何尺寸系列。

3）确定系统的基本结构布局，确定功能模块与结构模块的结合形式。

4）编制模块化产品系统的系列型谱，给出由模块所可能构成的系列产品的型式。

5）确定模块的接口，给出各模块的输入、输出参数，给出与相邻系统的兼容性参数，确定接口模式。

6）可靠性分析。

7）确定实施功能的技术途径：分析和确定影响系统性能和可靠性的技术关键，

列出攻关课题及要求。

3. 系统的模型化　建立模型可用来验证与评估系统总体方案的合理性及各组成部分之间的适应性，它可为系统提供直观的、有说服力的论证。系统的模型是根据系统的目的，将实体系统的各个要素（或分系统）通过适当的筛选，用一定的表现规则所描写出来的简明的映像。模型只具有原系统的一部分属性，是原系统的简化。一个模型具有如下三个特征：①是系统的抽象或模仿；②由说明系统本质或特征的诸因素构成；③集中表明这些因素间的关系。机电产品常用的模型有形象模型、图形模型、模拟模型、数学模型。在现代，模型化常是借助计算机进行的，即所谓计算机仿真技术和虚拟技术。仿真是模型化的继续，对已建立的模型进行演示、测试和计算，并反复优化，最后形成两个或两个以上备选方案。

（三）模块系统设计及问题

1. 模块系统设计　需以模块化产品系统的宏模型为依据，另一方面它又必须顾及组合成各种模块化产品的可能性、有效性和方便性，是模块化设计中承上启下的环节。由于众多的模块是一个系列化的系统，因而在模块系统设计中仍需分为总体设计和详细设计两个阶段。总体设计需描绘出各模块的具体轮廓，并在进行构成的典型化和集成化基础上列出模块化系统完整而详细的实体结构体系列表和模块的系列化参数表，才可能将需由众多人参加的、周期较长的各种模块的详细设计工作有秩序地、全面地、平行地铺开。

2. 模块结构的典型化　典型化是标准化中简化和统一化原理在模块设计中的综合运用，目的是使模块具有概括和代表同类事物基本特征的性质，并消除模块在功能和尺寸上的不必要的重复性和多样性。典型化包括两个方面的内容：确定模块的功能、结构形式、组装方式、接口方式；确定模块的互换模式和构成系列的模式。模块系统的典型化过程实际上也是一个优化的过程，它消除低功能和不必要的类型，使模块系统及模块化产品更为精练、合理。

（1）功能的典型化：模块功能是实现产品功能的一个组成部分，在对模块化对象进行功能分析时，可发现有许多功能相同或相似的单元和要素，其构成原理及方式可能存在差异。而典型化的目的则是在分析、精选、归并的基础上，对这些具有类似功能的单元进行统一化和简化处理，使之成为一种或几种类型。典型化还包括层次（复杂性）不同的模块的典型化及一些构成要素的典型化问题。

功能的统一与简化主要着眼于功能的等效性，即具有相同的效能，但其构成方式或原理可以是不同的，如整流电源和开关电源。事实上，技术的更新不一定是效能的更新，也可以是实现同一效能的原理、方法的更新。

（2）结构型式的典型化：对于具体的模块系统，其结构典型化需为模块系统的详细设计规定出具体的构成方案，以便使由许多人分头设计的模块在构成系统时能具有良好的整体性和统一、协调感。在结构典型化过程中需对下述要素做出全面描述：①该类模块系统的构成模式及组装成产品的方式；②模块的结构型式；③构成模块系统主要零部件的结构型式。

（3）接口的典型化：模块的接口包括机械接口、电气接口、机电接口、各种物量与电量间的接口、信息接口等。妥善解决模块接口的互换性与兼容性问题是扩大模块通用性的重要手段。模块的接口分内部接口与外部接口两类，内部接口是为了实现模块内部的互连，它要求连接方便、巧妙、可靠，这种接口是一种专用接口；外部接口是为了实现模块与外部的相关模块或产品的互连，这种接口必须符合相应的标准。但由于种种原因，世界上许多同类功能产品的接口要求不同，因而应充分考虑各类产品的接口结构，使所设计的模块具有多种接口，以实现与不同产品的互连，或者说模块能与多种对象兼容，这是扩大模块通用性的有效途径。兼容性也是解决模块的继承性与技术更新之间矛盾的有效手段，即通过新旧模块间的兼容延长模块的复用率。为实现必要的兼容，对比较复杂的接口可设计接口模块。

3. 模块系统设计中的若干技巧性问题

（1）以模块化产品系统宏模型为纲：模块系统设计者必须充分消化并领会模块化产品系统的精神实质，才可能使设计出来的模块系统具有整体性和广泛的适应性，实现模块化产品系统的设计初衷。

（2）冗余设计：模块设计中的冗余是给模块或产品功能的延伸、扩展留有余地，或使一种模块或产品具有更大的适用范围，其目的是提高模块的通用化（商品化）程度，以使基本模块取得规模生产的效益。模块冗余设计一般有功能冗余、结构冗余和接口冗余。工业控制用单板计算机和单片机是功能冗余的典型例子，它具备一般通用计算机的功能；程控交换机设计时往往在标准机架中留出一些空间，供用户在必要时扩容或扩展功能之用；模块的兼容性往往是通过接口冗余实现的。一般来说，冗余越大，贮备就越多，费用就增加；另一方面，通用性越大，可使设计、工艺装备、生产准备等费用大幅度下降。所以冗余的规模和程序应根据模块化对象的实际情况，并通过详细的经济核算来确定。

（3）布局规范化：各个模块在结构件和各类元器件的布局中应尽可能做到规范化，它可使结构布局简明、条理分明，并便于组装、使用和维修。

（4）模块的商品化：就产品来说，模块是其组成部分，不是一种独立的商品，但对某些专业厂来说，某种模块则可能是他们的独立产品（商品），为使模块及其系统具有良好的商品化特征，应注意模块要有美观的外形，良好的使用性，各构成要素及布局能适合人的生理、心理特点，即符合人-机工程的要求；具有对环境的适应性；有良好的结构工艺性与组装工艺性，以降低成本。

（四）模块化产品设计

模块化产品设计是以运用模块为主，设计出具有实用价值的工业产品。它是模块化设计的最后一个层次，是模块化系统的应用阶段，或者说是模块化系统见实效阶段。设计制造模块系统的最终目的就是为了能以最快的速度和最好的效益推出多样化的产品。

模块化产品设计与一般产品设计既有相同之处，又有不同之处。其主要工作内容是从产品功能出发选用模块；然后以选用的模块为基础，附加模块改型、专用模块、接口、装联等补充设计，使之成为一个符合预定功能的产品。

1. **基型模块改型**　模块系统中的各通用模块的功能反映了该产品系统的某些典型功能，然而用户的要求是多样化的，其具体的功能、参数不一定与通用模块完全相同。此时，若将通用模块视作基型模块，对其进行改型设计，比设计新的专用模块显然要经济而有效，并且质量好、周期短。

改型设计包括以下内容：改变或替代模块中的要素；添加要素；改变接口要素，以适应新的需要；局部功能更新；提高模块性能；改变或局部改变外观结构，以适应整机外观设计的需要；提高对环境的适应性；为降低成本而缩减冗余要素等。但应注意，模块的通用互换要素及接口的兼容性不能变，否则将影响系统的构成。经改型的模块也可作为一种新模块而存入模块档案库。

2. **按通用模块模式设计专用模块**　通用模块只是该模块化产品系统中具有"共性"的功能单元，多样化的产品除这些通用功能外还各有其特殊的功能要求，而专用模块的设计则是为了满足这些特殊功能的需要。专用模块与通用模块的概念是相对的，当某种专用模块在同类产品中重复出现时，则变成了某种通用模块，所以常可把专用模块作为新通用模块的雏形来看待。因而，在设计专用模块时，也应在模块化系统宏模型的指导下，按模块的模式和要求进行设计，其各参数的确定应考虑到通用化、系列化因素，即将专用模块作为准通用模块来看待，以便实现由专用模块到新通用模块的平缓过渡。当然，专用模块设计也可采用常规的设计方法，仅仅为实现某种功能而专门设计，待发现该功能单元有通用价值后，再重新改型为通用模块，但显而易见，这样做是不经济的，并且重新设计后的性能与可靠性还需重新进行验证。事实上，一个模块化产品系统，其模块的品种有一个积累的过程，模块化产品系列也有一个扩展的过程，把专用模块作为新通用模块的雏形有利于模块化产品系统的形成、发展和完善。如在拟制模块体系表中，若能将这些通用面牢一些的准通用模块也列入规划之中，则可使模块系统及模块化产品系统的形成和发展更为有序化。

3. **模块化产品的装联设计**　在模块化产品中，由于各主要功能部件（模块）是现成的，因而装联设计往往成为模块化产品设计的主要环节。装联设计的水平关系到模块性能能否充分发挥及产品的可靠性。装联设计包括组装设计和电气连接设计。模块化产品的装联设计除一些常规的要求外，应着重注意下列问题。

（1）抑制和减小设备内部干扰：在将模块组装成一个产品时，应注意模块间各种功能的相互干扰。各个模块的性能一般都是好的，但有时在组装和连接后性能却变坏，甚至无法工作。究其原因主要是总体布局和布线不合理，形成设备内部的相互干扰。

干扰类型及防止方法主要有以下几种：运动零部件或操作件的相互机械性干扰，这可采用作图法进行验证；发热部件所带来的温度升高导致相邻构件的热膨胀，或对相邻电子元器件（尤其是热敏元件）性能造成影响，这需通过热设计进行温度控制；对于模块互连及布线所引起的相互间的各种性能的电磁干扰，需进行电磁兼容性（屏蔽、接地）设计和试验证。

（2）装联的可靠性：装联设计中应充分考虑和论证机械连接（固定连接、活动连接、可拆连接）和电气连接（固定连接和插接连接）的可靠性。装联系统的寿命应高于各部件的寿命。

（3）装联的工艺性和效率：针对不同的装联部位采用不同的连接结构。例如，在电气连接中，分别选用锡焊、绕接、压接；采用高效的连接结构，如采用卡、扣、嵌等结构进行连接，减少螺钉数量，用快锁连接代替螺钉连接等。充分考虑维修空间及维修的方便性和效率。另外，还应考虑提高装联结构的统一性，以提高装联工作效率，减少装联构件和材料的品种和规格。

4. CAD 的运用　以模块为基础的模块化设计为采用 CAD 创造了条件，可以将模块以块命令存入计算机建立模块图形库；进行产品设计时，可以从已有的图形库中调用相应模块图形在屏幕上进行组装，或对基型模块进行补充设计或改型设计，或参照通用模块进行专用模块设计，可大大提高设计效率。事实上，模块化设计是开展 CAD 的基础和前提。

三、集成化设计方法

集成化设计方法主要有功能集成、配套集成及散件集成。

（一）功能集成

将多种功能集成于一体而构成一个新模块。例如，将计算机功能集成于一个芯片的单片计算机，将传感元件与信号放大电路集成于一体的智能化传感仪；将电机与变速器集成于一体的变速电机；各类仪器仪表等均属于功能集成。

（二）配套集成

将相关功能的通用部件组合在一起，或以某一部件为主，附加部分功能构成的装备。

（三）散件集成

把各种离散的构成要素装入标准的结构载体，形成装备。

第四节　典型灾害医学救援装备的模块化与集成化

一、快速检验箱组

快速检验箱组为国产产品，主要用于灾害医学救援机构快速现场检验，提高应急医学检验能力。根据检测项目不同，其可分为Ⅰ型和Ⅱ型两种（表 6-1）。

（一）主要功能

1. 开展血细胞成分分析、血液生化分析、血液免疫分析、血电解质分析、血气分析、凝血分析、血型分析、尿液成分分析等临床检验项目，其中血气分析、凝血分析两项功能仅为快速检验箱组Ⅰ型具备。

2. 对检验结果进行实时统计、记录与汇总。

3. 短期贮存配套检验试剂。

表 6-1　医疗救援队快速检验箱组检验项目表

	Ⅰ型快速检验箱组	Ⅱ型快速检验箱组
血细胞成分分析	血细胞比容、血红素、血红蛋白浓度、白细胞计数、粒细胞、粒细胞百分比、淋巴/单核细胞、淋巴/单核细胞百分比、血小板	血细胞比容、血红素、血红蛋白浓度、白细胞计数、粒细胞、粒细胞百分比、淋巴/单核细胞、淋巴/单核细胞百分比、血小板
血液生化分析	谷丙转氨酶、谷草转氨酶、肌酐、尿素氮、血糖、胆红素、淀粉酶	谷丙转氨酶、谷草转氨酶、肌酐、尿素氮、血糖、胆红素、淀粉酶
血液免疫分析	乙型肝炎、丙型肝炎、艾滋病病毒、梅毒、心肌损伤标志物、C反应蛋白、炭疽杆菌、肉毒毒素、登革热、疟疾、痢疾、结核、大肠埃希菌、沙门菌、霍乱弧菌	乙型肝炎、丙型肝炎、艾滋病病毒、梅毒、心肌损伤标志物、C反应蛋白、炭疽杆菌、肉毒毒素、登革热、疟疾、痢疾、结核、大肠埃希菌、沙门菌、霍乱弧菌
血电解质分析	钠、钾、氯、钙	钠、钾、氯、钙
血气分析	pH、PCO_2、PO_2	无
凝血分析	PT	无
尿液成分分析	比重、pH、白细胞、隐血、亚硝酸盐、酮体、胆红素、尿胆原、蛋白质、葡萄糖	比重、pH、白细胞、隐血、亚硝酸盐、酮体、胆红素、尿胆原、蛋白质、葡萄糖
显微分析	有	有
离心	有	有
冷藏	0～8℃	0～8℃
恒温	有	有
血型分析	A、B、O、Rh血型	A、B、O、Rh血型

（二）模块化与集成化分析设计

根据临床检验功能要求，快速检验箱配备血液成分分析模块、血液生化分析模块、血液免疫分析模块、血电解质分析模块、血气分析模块、凝血分析模块、血型鉴定和尿液成分分析模块。

快速检验箱有 7～8 项检验功能，由于检测项目多，为提高检测速度，需 2～3 名检验人员同时工作，各项并行检测。考虑到人机功效和多人同时操作时能够协调一致、不互相干扰，根据各种检测项目的耗时及工作量，对箱体内各个检测模块布局进行优化。图 6-1 为Ⅱ型快速检验箱功能模块布局图，虚线处为各模块在箱体内部所占区域。与图 6-2 对比可见，经模块化设计，箱体表面只保留各模块触摸屏，实现仪器操作和结果显示。箱体表面保留了很大的空白区域，便于摆放检验用的血液、试管架、试剂卡等。

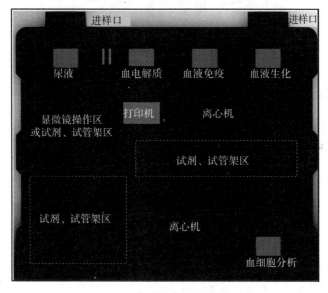

图 6-1 Ⅱ型快速检验箱表面布局

血细胞成分检测，所需步骤较多，工作量较大，检验时需 1 人集中操纵，因此将血细胞分析仪和相应的离心机集中放在一侧；生化检测和免疫检测均需要对血样进行离心处理，然后提取血浆进行检测，且两个仪器均需人工离心、取样、加样，其操纵较简单，两项检测由 1 人操纵即可，因此将生化和免疫检测及相应的离心机放置在一起，方便检验人员操纵；尿液、血凝、血气电解质操纵简单，单项检测时间短，可由 1 人集中操纵。上述各项检测仪器均为电子化设备，结果均需要传输到内部工控机中进行信息整合，因此以上各种检测仪器安装于箱体表面，打开箱盖即可操纵。显微镜因其特殊性，需完全立置于表面使用，高度大于 30 厘米，如果同样固定于箱体表面，无法与其他设备协调统一，且显微镜无数字化结果输出，无须向中央控制计算机传输数据，因此设计显微镜放置于箱体的抽屉内，箱体表面预留显微镜位置，需使用时将显微镜拿出即可。当检验工作量较大时，需 3 人同时工作。

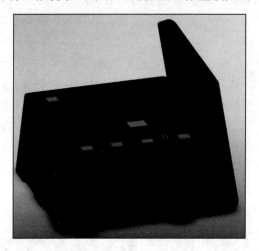

图 6-2　Ⅱ型快速检验箱

二、野外帐篷医院系统

野外帐篷医院系统为国产装备，主要用于在野外条件下快速开设野外移动医疗救治机构，对伤病员实施分类后送、紧急救命手术、早期外科处置、部分专科治疗等。

（一）主要功能

1．医疗帐篷及配套医疗设备具有检伤分类，急救处置，紧急手术，早期治疗，影像诊断，临床生化、血液、细菌检验，手术器械、敷料等灭菌，战救药材发放，处方调剂，供血等功能。

2．通道帐篷具有将医疗帐篷对接连通的功能。

3．保障帐篷为氧气制备、医用水制备提供工作环境。

4．保障设备具有供配电、调节医疗作业环境冷暖、制取医用水、制取氧气等功能。

（二）模块化与集成化分析设计

1．设计思想

（1）从系统分析入手：运用系统理论对伤员流进行分析，确定系统要素、界面、功能和约束条件。根据模块组合原理确定系统基本单元和组合方式。依据卫生勤务救治原则，使各单元模块与卫勤编组、人员编制、装备标准相对应。

（2）从结构设计入手：在现有帐篷的基础上，以满足医疗作业需要为主进行通用医用帐篷的选型和改进，设计一种连接通道帐篷，使之在系统中提供互不交叉通行的功能，满足医疗系统分区操作配置要求。

（3）从设备集成入手：适应多样化救援任务需求，使装备更加集成，功能更加多样，将手术、急救、检验、伤员留治、医疗作业等模块的医疗设备进行集成。

（4）从功能配套入手：根据医疗救治环境的特殊要求，从水、电、气、冷、暖、通信六个方面开展医疗救治技术保障装备设计，提供系列移动式医技保障装备，实现保障装备与救治单元模块组合，功能配套。

2. 模块构建分析　为了适应灾害医学救援的需要，野外帐篷医院系统应当能灵活布局和组合，因此应考虑采用单元和模块的方式构建系统，整个系统由单元组成，单元由模块加帐篷组成。

（1）模块：由一定数量的装备和药材组成，其划分设置与卫勤编组（科室）负责的工作类别一一对应。

系统主要完成早期治疗救治任务，包括对危急伤员实施救命手术，对一般伤员进行清创手术，对普通病员和放射病员、中毒人员早期明确诊断，并开始实施正规内科治疗。

根据救治任务、任务编组及其职责，各模块功能及对应编组见表 6-2。

表 6-2　模块功能及对应编组设置表

模块名称		功能	对应卫勤编组	备注
通信模块		接收、传送指令、伤员信息等	指挥组	
分类模块		分出需紧急救治的危重伤病员、中重度休克伤员、传染病员和一般伤员	分类后送组	
后送模块		了解各（室）伤病员后送情况，办理后送手续，掌握后送指征	分类后送组	
机动模块		加强现场救援工作	机动组	
手术模块		实施紧急手术，包括血管缝合、气管切开、胸腹腔探查止血、开颅减压等	手术组	
抗休克模块	运行急救模块	对中重度休克伤员提供输血、补液、吸氧等抗休克措施	重伤救治组	可视同急救模块编配相同内容
	携行模块	提供应急救治	重伤救治组	
术后观察模块		对手术后伤员进行生命指征监测	重伤救治组	
伤员模块		纠正现场包扎固定措施，对一般伤员进行绷带交换	收容处置组	可视同留治模块编配相同内容
病员模块		对伤病员提供简单的医护措施	收容处置组	
隔离模块		对传染病伤员提供隔离治疗措施	收容处置组	
留治模块		提供轻伤、留治伤员的护理	收容处置组	
消毒供应模块		提供器械敷料的消毒供应	医疗保障组	
X 线模块		提供 X 线诊断	医疗保障组	

续表

模块名称	功能	对应卫勤编组	备注
检验模块	提供临床化验诊断和B超、心电诊断	医疗保障组	
供水模块	负责清洗用水、纯化水的制备	医疗保障组	
药供模块	负责药材供应和管理	医疗保障组	
供电与修理模块	提供电力供应与一般器械维修	医疗保障组	
洗消模块	对放射性沾染超过控制值和染毒的伤员进行洗消并负责生物战剂检验	洗消组	
防护模块	提供核、生、化伤员的治疗措施	洗消组	
生活保障模块	负责工作人员和伤员的生活保障	生活保障组	

（2）单元：由一定数量、不同功能的模块外加一定数量的帐篷构成，是某一综合功能的集合体。其设置应符合组合化原则，可根据任务量任意组合配置。

根据伤员流分析，野外帐篷医院系统单元由手术急救单元、医技单元、留治单元、指挥分类单元、洗消单元和生活单元组成。

（3）系统界定：通过对野外帐篷医院系统伤员流的分析，可归纳基本单元为指挥分类单元（含指挥、分类、后送模块）、手术急救单元（含手术、急救、抗休克模块）、医技单元（含药房、检验、放射、灭菌、防疫等模块）和病房单元。系统不包括洗消单元和生活单元。系统研究界限如图6-3所示。

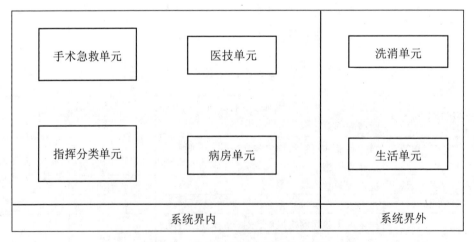

图6-3　野外帐篷医院系统研究界限

3. 集成化设计　医疗功能单元均采用集成化设计，如检伤分类、手术、急救、伤员收治等。以手术功能为例进行说明。

（1）功能：主要对危重伤病员实施必要手术及早期治疗，展开为2张手术台。

（2）设备：见表6-3。

表 6-3　手术帐篷装备清单

品名	单位	数量	备注
输液泵	台	2	
多通道注射泵	台	2	
野战手术床	台	2	
野战手术灯	台	2	
手术器械箱 A	套	1	
手术器械箱 B	套	1	
手术器械箱 C	套	1	
手术器械箱 D	套	1	
高频电刀	台	2	
多功能麻醉机	台	2	麻醉、呼吸两用
心电监护仪	台	2	
手术冲洗机	台	2	
手术器械台	个	2	
电动吸引器	台	2	
野战洗手装置	台	1	
手术器材补给箱	套	1	
氧气瓶	个	2	
台面板	块	2	
麻醉急救药品箱	套	1	
手术衣巾箱	套	1	
术前准备箱	套	1	
可移动紫外线灯	台	1	
空气净化装置	台	1	
野战折叠椅	把	2	

4. 手术一体化集成设计　手术单元集成了高频电刀、多功能麻醉机、心电监护仪、手术冲吸机、输液泵、多通道注射泵共 6 件仪器设备，采用 1200mm×800mm×800mm 滚塑包装箱，仪器设备集成安装在箱底上，实现箱仪一体，采用钢丝绳弹簧进行隔振缓冲，使用时将箱盖打开，箱盖顶部着地，安装快装脚轮，将箱底抬起放置在箱盖上，用搭扣连接，形成工作状态。手术一体化单元结构、箱体结构和外形见图 6-4 和图 6-5。

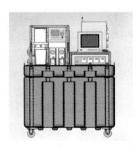

图 6-4　手术一体化单元展开状态

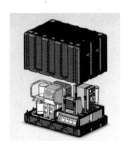

图 6-5　手术一体化单元半展开状态

第七章 —————————————————

灾害医学救援装备效能评估

第一节　概　述

一、基本含义

灾害医学救援装备效能评估是指利用科学可靠的评估方法对灾害医学救援装备的保障能力进行评价，在这里有必要先对灾害医学救援装备效能评估中的一些术语与概念进行说明。

效能：是指在特定情况下，事物满足特定需求或完成任务所能达到的程度。这一概念在军事领域使用得比较多，它和通常所说的价值概念比较接近。效能是一个综合的、系统的概念，它包含很多因素，各个元素称为效能因素，它们之间相互联系、共同决定总的效能。

评估：是一个过程，它一般是指明确目标测定对象的属性，并将其变成主观效用（满足主体要求的程度）的行为，即明确价值的过程。评估与评价、评定、鉴定以至测量的概念基本相同，在汉语中意味着评判价值，即判断价值。

效能评估就是要用某种特定的尺度来衡量评估客体（对象）效能的大小，效能评估的目的是反映评估客体对评估主体需求的满足。用不同的评估尺度，对于不同的评估客体，效能评估所反映出来的效能都是不一样的，因此如何能够客观、科学地反映评估客体的效能是论证工作的一个重要方面。

效能评估和决策理论中综合评价的含义相近，评价是指评价主体估测评价对象（客体）达到既定需求的过程，是根据既定的准则体系来测评客体各种属性的量值及其满足主体需求的效用，以综合评价原定需求被满足程度的活动。无论评估还是评价，其实都是对对象（评估客体或评价客体）进行价值判定。从以上概念我们可以知道效能评估其实是一种活动，它包括几个常规步骤，这几个步骤在本章第三节将具体说明。

基于以上分析，对效能评估给出定义：效能评估是指评估主体估测评估对象（客体）满足既定需求的过程，是根据既定的指标体系来测评客体各种属性的量值，即满足主体需求的效用（价值），以综合评价原定需求被满足程度的活动。

灾害医学救援装备效能评估就是以灾害医学救援装备或灾害医学救援装备组成的系统作为评估客体，进行灾害医学救援保障综合效能的测估，将评估客体作为一个系统进行分析，用系统的效能来衡量达到主体需求的程度。

二、指标体系

（一）指标体系内容

对灾害医学救援装备进行效能评估就必须建立与被评估对象相适应的衡量尺度，建立的这个衡量尺度不像对客观物体的客观属性进行测度那样简单，如测量长度的尺度有千米、米、分米等，温度有摄氏度、华氏度等，而对效能进行测量的尺度一般是一个综合了各种属性测量与效应取向及主体的主观偏好信息的测度体系。

1. 评估指标体系要素

（1）能全面反映客体性能状态的属性度量体系，即通常所说的指标体系。

（2）指标体系中各属性对总体效能的贡献影响方向，即效应取向。

（3）由评估主体确定的指标体系中各因素对总体效能影响的大小，即通常所说的偏好，经过处理的偏好信息可以成为易于使用的权重。

2. 效能评估相关的标准定义　对灾害医学救援装备进行评估的指标体系一般很难明确指定，因为灾害医学救援装备本身种类繁多，大到医疗飞机、卫生船、卫生列车，小到急救包，都属于灾害医学救援装备，每种装备都有反映其自身性能及状态的属性，对所有的灾害医学救援装备采用一个统一的指标体系进行效能评估是不现实的也是不科学的。但是我们也应该看到，灾害医学救援装备的使用都有一个明确的目的，即医学救援，因此可以从医学救援的角度对灾害医学救援装备的属性指标进行划分。

（1）战术技术要求：用户对灾害医学救援装备的战术性能提出的具体要求。其包括灾害医学救援装备的用途和性能参数（使用性能、机动性能、可靠性、适应性和经济性等）方面的要求。

（2）使用性能：灾害医学救援装备的用途和能力。

（3）可靠性：灾害医学救援装备在规定的条件下和时间内完成规定功能的能力。

（4）可维修性：灾害医学救援装备在规定的条件下和规定的时间内，按规定程序和方法进行维修后，保持和恢复到规定状态的能力。

（5）机动性：灾害医学救援装备展开、撤收、转移和运输的方便灵活程度。

（6）环境适应性：灾害医学救援装备在规定的环境条件下和预定的寿命期内，完成规定功能的适应能力。

（7）电磁兼容性：灾害医学救援装备在共同的电磁环境中能一起完成各自功能的共存状态。

（8）安全性：灾害医学救援装备在运输、存储和使用过程中，保证人身、设备与环境免遭危害的程度。

（9）三防性能：灾害医学救援装备避免或减轻遭受核、生物、化学武器破坏的能力。

（10）人-机-环境系统工程要求：是指运用系统工程的原理和方法，综合研究灾害医学救援装备人-机-环境系统中人、机、环境各要素本身的性能，以及它们之间的相互关系、相互作用及其协调方式，以使灾害医学救援装备及操作者能发挥最大工作效能的工程设计要求。

（11）经济性：灾害医学救援装备在全寿命期内消耗的总费用与该装备产生的效益之间的比例关系。

（12）可操作性：灾害医学救援装备在规定的条件下运行操作的难易程度和可重复性。

从这些定义中我们可以看出每种灾害医学救援装备都可以用这些指标的全部或部分来进行效能测度，但是从上面的指标定义可以看出大部分指标规定还属于比较概括的定义，在实际应用中不能直接利用属性值来表示，还必须进一步进行细化。另外，在实际应用中一定要注意和实际境况相联系，根据具体情况建立具体的指标体系进行分析评估。

（二）指标体系建立原则

对于灾害医学救援装备而言，评估指标的选取是否合适，直接影响到综合评估的结论。若选取的指标太多，将会出现重复指标，产生干扰现象；若选取指标太少，可能缺乏足够的代表性，会产生片面性，事实上每一项指标只能从一个方面反映评估对象的某些信息，正确地、科学地使用这种信息，是效能评估中的一个重要环节。

指标体系其实是一些具体的指标按照一定的结构排列的集合，一般来说在建立指标体系时应该按照以下几个原则来进行。

1. 指标的完备性　又称为系统性原则，完备性是指评估指标体系要尽可能完整地、全面地反映和度量被评估的对象，当体系中全部指标取了定值以后，评估结果不会随其他变量改变。因此在设计指标体系时，必须系统地、全面地考虑各种影响因素，尽可能使评估的结果准确可靠。

2. 指标的独立性　在设计评估指标体系时，有些指标之间往往具有一定程度的相关性，因而要采取科学的方法处理指标体系中彼此相关程度较大的因素，使得指标所包含的信息在体系中不产生冗余，避免重复，使指标体系科学地、准确地反映评估对象的实际情况。

3. 指标的代表性　在具体对某些灾害医学救援装备或灾害医学救援装备系统进行评估时，既要全面分析其相关因素，又要抓住其主体，选择最能反映评估对象效能的因素，使评估指标具有代表性。如果指标的选取过多，可能会使问题复杂化，造成维数灾难，对问题的解决不利。

4. 指标体系的可分解性 根据指标体系的结构，通过指标的确定可以将评估问题分解，以简化评估过程。

5. 指标的可运算性 又称为可测性原则，是指要根据不同的专业技术和不同的评估要求设计指标体系，使之简明扼要，易于操作和测量，便于应用到随后的计算分析中去。

6. 指标体系的最小性 指标体系的最小性也就是简练性，是指在进行反复的分析之后不能用其他更少的指标集合来描述同一个评估问题。

第二节 评估常用方法

现代的评估方法是从经济管理领域兴起的，现代科学的发展逐步为评估工作提供了新的方法和工具，但同时由于各种学科之间的分类越来越细，学科之间的交叉关系越来越复杂，因此对评估工作的要求越来越高，包含的内容越来越多。在评估论证技术发展的过程中，逐渐地引入了运筹学、概率论、控制论、模糊数学等学科的理论方法，特别是模糊数学理论的创立，以及由于军事需要而发展起来的运筹学，在评估的发展中起到了巨大的推动作用。现代信息技术和计算机技术的发展为评估工作提供了先进的工具，使原先无法解决的问题可以通过仿真模拟得以解决。

由于评估问题涉及的因素众多，其解决方法也各不相同，现代评估方法的发展为评估问题的解决提供了越来越多的可能途径，但每一种评估方法的出现都是为了解决具有某一类特征的问题，不同的评估方法所能解决的问题也是不同的。对评估方法的分类也有许多种：从评估方式上看，可以分为直觉式（经验式）评估方法和解析式评估方法；从决策者人数看，可以分为单人评估方法和群体评估方法；从问题结构看，可以分为单层结构评估方法和多层结构评估方法；从评估环境看，可以分为确定性评估方法和非确定性评估方法，非确定性评估方法又可以分为模糊型方法和随机型方法；从评估对象的数目看，可以分为有限型方法和无限型方法；从评估时间看，可以分为先验型评估方法和后验型评估方法。这些分类是从不同的侧面对评估方法进行划分，分类的目的是为了在解决问题时可以根据问题的特征比较选择合适的评估方法，以提高评估的可靠性和有效性。

评估的方法有很多，但是没有一种方法对所有的评估问题都有效，在实际工作中，要根据具体情况，选取合适的方法，对评估系统进行分析。常用评估方法的原理与要求如下所述。

（一）系统效能指标法（ADC 法）

这是美国工业界武器系统效能咨询委员会（WSEIAC）于 20 世纪 60 年代中期为美国空军拟定的系统效能指标的定义，经过适当的变化，ADC 法可以被其他领域评估借用。这个定义规定系统效能指标是系统可用度、任务可信度和作业能力的函

数，用一行向量 $E(1 \times m)$ 表示，有

$$E = A \cdot D \cdot C$$

式中，$E = [e_1, e_2, \cdots, e_m]$ 为系统效能指标向量，$e_i (i = 1, 2, \cdots, m)$ 式对应于系统第 i 项效能指标。也称为 ADC 法。

$A = [a_1, a_2, \cdots, a_n]$ 为 $1 \times n$ 维可用度（或有效性）向量，是系统在执行任务开始时刻可用程度的度量，反映装备系统的使用准备程度。A 的任意分量 $a_j (j = 1, 2, \cdots, n)$ 是开始执行任务时系统处于 j 状态的概率。j 是就可用程度而言系统的可能状态序号。一般而言，系统可能状态由各子系统的可工作状态、工作保障状态、定期维修状态、故障状态、等待备件状态等组合而成。显然，系统处于可工作状态的概率是可能工作时间与总时间的比值。可用度与系统可靠性、维修性、维修管理水平、维修人员数量及其水平、器材供应水平等因素有关。

D 称为任务可信度，表示系统在使用过程中完成规定功能的概率。由于系统有 n 个可能状态，则可信度 D 是一个 $n \times n$ 矩阵（称为可信度矩阵），有

$$D = \begin{bmatrix} d_{11} & d_{12} & \cdots & d_{1n} \\ d_{21} & d_{22} & \cdots & d_{2n} \\ \vdots & \vdots & & \vdots \\ d_{n1} & d_{n2} & \cdots & d_{nn} \end{bmatrix}$$

式中，$d_{ij} (i = 1, 2, \cdots, n; j = 1, 2, \cdots, n)$ 是使用开始时系统处于 i 状态而在使用过程中转移到 j 状态的概率，显然

$$\sum_{j=1}^{n} d_{ij} = 1$$

当系统在使用过程中不能修理时，开始处于故障状态的系统在使用过程中不可能再开始工作。如果设定状态序号越大，表示故障越多，则可信度矩阵就可以改为一个三角矩阵

$$D = \begin{bmatrix} d_{11} & d_{12} & \cdots & d_{1n} \\ 0 & d_{22} & \cdots & d_{2n} \\ \vdots & \vdots & & \vdots \\ 0 & 0 & \cdots & d_{nn} \end{bmatrix}$$

任务可信度直接取决于系统可靠性和使用过程中的修复性，同时也与人员素质、指挥因素等相关。

C 代表系统运行或作战的能力，表示在系统处于可用及可信状态下，系统能达到任务目标的概率。一般情况下，系统能力 C 是一个 $n \times m$ 矩阵

$$C = \begin{bmatrix} c_{11} & c_{12} & \cdots & c_{1m} \\ c_{21} & c_{22} & \cdots & c_{2m} \\ \vdots & \vdots & & \vdots \\ c_{n1} & c_{n2} & \cdots & c_{nm} \end{bmatrix}$$

式中，c_{ij}（$i=1,2,\cdots,n; j=1,2,\cdots,m$）表示系统在可能状态 i 下达到第 j 个目标的概率。在操作正确高效的情况下，它取决于系统的设计能力。

特殊情况下，系统效能指标公式就蜕化为 3 个量的乘积。此时 A 表示系统在使用前处于规定准备状态且可靠投入使用的概率，D 是使用中系统可靠工作的概率，而 C 是武器系统在使用可靠条件下完成任务的概率。这种系统效能指标公式的优点是简单、便于计算。但不足之处是不能全面反映系统达到一组特定任务要求的程度。

在实际应用中，我们可以参考此公式，结合灾害医学救援装备的具体情况，经过适当变换进行评估。

（二）指数法

20 世纪 50 年代末期，美国从事军事系统分析的专家们在寻求新的科学方法时，创造性地把国民经济统计中的指数概念移植于作战评估，用来反映各军兵种几十种武器及人员在一定条件下联合的平均战斗力结果，取得了较好效果，于是指数方法在评估中的研究和应用就广泛展开。

指数原指统计中"反映某一社会现象变动情况的指标，指某一社会现象报告期与基准期的数量之比""是对事物一系列观察得到的事物量度的比值或数值"。由指数的定义可知，指数的量是相对的，且指数是多种指标的平均综合反映，于是军事家们借用这种社会统计中所用的指数概念来衡量数件武器的战斗力。

1. 建立效能指数的步骤　指数法是通过所建立的各个综合分析模型对装备的各种能力进行分析与综合，从而获得单一指数的综合分析方法。其核心是对分析对象进行层层分解与综合。

（1）规定典型任务：通常是根据装备的使用要求明确一个或几个典型作战任务。若不能明确任务或装备作用的对象，则指数分析法难以实施。即便能进行分析，所得的结果也可能没有意义。指数方法的优点之一是分析对象的任务数目对分析工作的技术难度影响较小，利用层次分解与综合的方法均能进行分析。

（2）建立装备功能分解逻辑图或功能树：将装备按硬件组成功能关系进行层次分解，从而获得一倒树状的层次分解逻辑图。树的最底层一般是技术指标层，便于量度其功能，并易于与装备总体所赋予的任务联系起来。

（3）建立指数集：指数是量度功能分解逻辑图上每一单元的指数的集合。它为倒树状结构，最下层为基本指数，最顶层为所分析系统的综合指数，即效能指数，中间层为子系统或称子功能的单项综合指数。它通过对功能树上每一层次的功能定义而建立，包括名称、内含、计算方法及计算所需的数据等。

（4）建立综合模型：将下层指数综合为上层指数的数学计算式，一般采用加权计算。综合模型不止一个，每次分解就需一个综合模型。模型的输入与输出均是指数，某一层模型的输出是其上一层模型的输入。

（5）计算基本指数：利用系统效能分析方法，求出每一基本层次所能完成规定的典型任务的程度，并将其转换为无量纲的指数。

（6）进行综合分析：利用各个综合模型，由基本指数开始向上综合，最终得到装备的综合指数。

2. 灾害医学救援装备指数计算主要思路　灾害医学救援装备的效能计算需要综合考虑多种因素，当然，由于效能指数是一种概略性数据，所考虑的因素也不宜太细，而应抓住本质、最主要的因素。综合灾害医学救援装备的特点，通常其效能主要影响因素是作业能力（或功能）、机动能力、生存能力和可靠性。因此，某种灾害医学救援装备的保障能力可以表达为

$$E = KR（f+M）SF$$

式中，E 为灾害医学救援装备保障能力；K 为比例常数；R 为广义可靠性指数；f 为作业能力指数；M 为机动能力指数；S 为生存能力指数；F 为基本作业能力（或功能）。

对于不同的装备，R、f、M、S、F 均有不同的具体计算方法。而灾害医学救援装备的效能指数正比于保障能力，因此，在同类装备中，如果某种装备的效能指数已知，则可求得其余装备的效能指数。

$$e_i = E_i / E_j \times e_j$$

式中，e_i 为第 i 种装备的效能指数；E_i 为第 i 种装备的保障能力；e_j 为第 j 种装备的已知效能指数；E_j 为第 j 种装备的保障能力。

3. 指数法说明

（1）灾害医学救援装备共同属性越多，指数计算越有根据，结果也越合理。

（2）该方法克服了用"单一的效能量度方法评估多类型装备保障能力对比"的问题。采取了简单的效能类比方法，这样既与传统的量度方法接近，又弥补了传统方法的不足，因此容易被接受。

（3）指数是量纲为 1 的数值，是装备效能的一个相对参考指标，独立存在毫无意义，这一点不同于效能模拟及其他效能计算方法。

（4）该方法是一种静态的定量分析方法，反映的是一种平均的潜在保障效能。

（5）该方法只考虑主要敏感因素，结构简单，计算量不大，使用方便。

（6）该方法建立在专家的基础经验之上，它能给出定量化的结果，因此，对经验依赖较大。

（三）优序法

优序法根据序数来评估不同的评估对象，假设有 r 个专家 $M_1, M_2, \cdots, M_r$，h 个评估属性 $f_1, f_2, \cdots, f_h$，n 个评估对象 $x_1, x_2, \cdots, x_n$。设第 r 个专家 M_r 针对第 h 个评估属性 f_h，

对评估对象 x_i 和 x_j 加以比较。比较后取值定义如下。

$$a_{ijh}^{(r)} = \begin{cases} 1, & \text{若} f_h^{(r)}(x_i) \text{ 优于} f_h^{(r)}(x_j) \\ 2, & \text{若} f_h^{(r)}(x_i) \text{ 等于} f_h^{(r)}(x_j) \\ 0, & \begin{cases} \text{若} f_h^{(r)}(x_i) \text{ 劣于} f_h^{(r)}(x_j) \\ \text{若} x_i = x_j \end{cases} \end{cases}$$

式中，$f_h^{(r)}(x_i)$ 表示第 r 个专家对 x_i 评估方案在第 h 个属性的评估值。

下一步是计算。它代表第 r 个专家认为 x_i 评估对象在第 h 个目标中的优序数，计算式为 $a_{ih}^{(r)} = \sum_{j=1}^{n} a_{ijh}^{(r)}$，结果形式如表 7-1 所示。

表 7-1 评估对象评价矩阵表

	x_1	x_2	...	x_N	$a_{ih}^{(r)}$
x_1	$a_{11h}^{(r)}$	$a_{12h}^{(r)}$	...	$a_{1Nh}^{(r)}$	$a_{1h}^{(r)}$
x_2	$a_{21h}^{(r)}$	$a_{22h}^{(r)}$	...	$a_{2Nh}^{(r)}$	$a_{2h}^{(r)}$
⋮	⋮	⋮	⋮	⋮	⋮
x_N	$a_{N1h}^{(r)}$	$a_{N2h}^{(r)}$	...	$a_{NNh}^{(r)}$	$a_{Nh}^{(r)}$

然后计算第 r 个专家认为的 x_i 评估对象在所有目标 f_h 中得到的总优序数 $K_i^{(r)}$。

$$K_i^{(r)} = \sum_{h=1}^{H} a_{ih}^{(r)} (r=1,2,\cdots,R; i=1,2,\cdots,N)$$

结果用表 7-2 和表 7-3 所示。

表 7-2 评估对象在诸属性中的优序评价矩阵表

	f_1	f_2	...	f_h	$K_i^{(r)}$
x_1	$a_{11}^{(r)}$	$a_{12}^{(r)}$	...	$a_{1h}^{(r)}$	$K_1^{(r)}$
x_2	$a_{21}^{(r)}$	$a_{22}^{(r)}$	...	$a_{2h}^{(r)}$	$K_2^{(r)}$
⋮	⋮	⋮		⋮	⋮
x_N	$a_{N1}^{(r)}$	$a_{N2}^{(r)}$		$a_{Nh}^{(r)}$	$K_N^{(r)}$

最后计算 x_i 应得到的总优序数 K_i，计算公式为 $K_i = \sum_{r=1}^{h} K_i^{(r)} (i=1,2,\cdots,N)$。

在评估过程中，如果认为不同属性 f_j 之间具有不同的重要性，那么可以采用相应的权系数 $W_l^{(r)}$。其关系为

$$\sum_{l=1}^{h} W_l^{(r)} = 1, W_l^{(r)} K_i^{(r)} = \sum_{l=1}^{h} W_l^{(r)} a_{il}^{(r)} \quad (r=1,2,\cdots,R; i=1,2,\cdots,N)$$

如果认为不同专家 M_r 可以有不同的权系数 $W(r)$，那么

$$K_i = \sum_{r=1}^{r} W^{(r)} K_i^{(r)} \quad (i=1,2,\cdots,N)$$

其中，$W^{(r)} \geqslant 0; \sum_{r=1}^{R} W^{(r)} = 1$

表 7-3　评估对象总优序数评价矩阵表

	M_1	M_2	...	M_r	K_i
x_1	K_1^1	K_1^2	...	K_1^r	K_1
x_2	K_2^1	K_2^2	...	K_2^r	K_2
⋮	⋮	⋮	⋮	⋮	⋮
x_N	K_N^1	K_N^2	...	K_N^r	K_N

（四）加权线性和法

加权线性和法是多指标综合评估中常用的一种方法，其原理比较简单，基本公式为

$$x = \sum_{i=1}^{n} W_i x_i$$

式中，W_i 为评估对象指标集中各指标的权重，x 为评估对象的综合效能，x_i 为评估对象第 i 个属性的评估值（已经经过无量纲化和规范化处理）。

该方法对评估问题的要求是具有属性的权重信息（经过处理后可以直接应用的权重）和属性值经过定量化、规范化（无量纲化）处理后的评估矩阵。其基本思想就是对各评估对象的属性值进行加权求和，其结果作为效能评估的依据。

加权线性和法的原理和操作都比较简单，但其有自己鲜明的特点。

1. 适用于各评估指标间相互独立的问题，各指标对综合效能的贡献彼此没有什么影响，因为算法中采用"和"的方式，其内涵就是部分之和等于总体。这就要求建立的指标体系中的指标必须满足独立性原则。

2. 各指标间可以线性地补偿。即某些指标评估分数的下降可以由另一些指标评估分数的上升来补偿，任一指标评估得分的上升都会导致总体效能的提高，反之任一指标评估得分的减少都会导致总体效能的降低，降低的部分可以通过其他指标评估得分的提高来弥补。

3. 权重的作用比在其他方法中更明显，这是由加法合成所对应实现问题的性质所决定的。由于加法合成中各指标间可以线性地补偿，自然单个指标在综合评估中所起的作用就有大小区别，从而表现为指标权重的变化。权重作用的大小是从计算

方法的性质上来比较的，而不是从公式来比较，这里不进行深入讨论。

4．突出了指标评估得分较大且权重较大的指标的作用，反之可以看出对于权重较大而指标评估得分较小的指标对于效能降低是关键因素，说明这些因素代表的问题就是主要矛盾所在。再进一步，如果要想提高效能，这些方面是重点考虑的环节，这可以为评估对象的改进提供指导性。

5．由于加权线性和法各指标间可以线性地补偿，因而这种合成方法对不同评估对象之间的指标差异不大敏感，从而使这种方法对评估对象之间区分的灵敏度不如某些方法高。针对这一缺陷可以通过添加约束来改进，通过添加阈值约束来细化得分情况。

（五）逼近于理想解的排序方法

这是一种接近于简单加权法的排序法（techique for order preference by similarity to ideal solution，TOPSIS）。它要求各属性分效用函数具有单调递增（或递减）性，借助于一多目标问题的"理想解"和"负理想解"去排序。所谓的理想解（记为 x^*）是一设想的最好解（方案），它的各个属性值都达到各备选评估对象的最好值；而负理想解（记为 x^-）是一设想的最坏解（评估对象），它的各个属性值都达到各备选评估对象中的最坏值。由于一般评估都是对非劣对象进行评估，所以，原评估对象集中没有（x^*）和（x^-）存在，但是可以用这两个不存在的对象对其他要评估的对象进行比较，如果对象集中有一个方案最接近 x^*，同时又最远离 x^-，那么这个评估对象的效能就最高。这就是 TOPSIS 法的基本原理。

利用 TOPSIS 法进行评估是一种非常有效的方法，它的概念简单，但是在使用时还需要注意一些问题，必须将属性集合定义为一个目标空间，需要在目标空间定义一个测序去测量某个评估对象靠近理想解和负理想解的程度。

设评估对象 x 组成对象集 R，利用 m 个评估指标组成一个属性空间 E^R，将 x 和 x^*、x^- 放到 E^R 中去，这样就可以在这个空间中测量 x 接近 x^* 和远离 x^- 的程度。为此，一个直接的想法就是利用欧几里得距离进行衡量。然而往往会出现这样的情况，即某对象点 x 离理想点最近但离负理想点不是最远，而另外有对象点 x' 离理想点比 x 远，但离负理想点比 x 远，这样这两个对象点的优劣就难以判断。这说明直接利用欧几里得距离来测量是不可行的。在欧几里得距离的基础上，TOPSIS 方法采用了另外一种接近理想点的测度来判断各对象的优劣，它可以对对象集实现完全排序。

推广到一般情况，假设有 n 个对象要评估，属性集中有 m 个属性。当采用欧几里得距离进行测度时，对象点 x_i 到理想点 x^* 的距离是

$$S_i^* = \sqrt{\sum_{j=1}^{m}(v_{ij} - v_j^*)^2} \quad (i = 1, 2, \cdots, n)$$

式中，v_{ij} 是对象点 x_i 的第 j 个分量，即第 j 个属性的规范化的加权值。v_j^* 是 x^* 的第 j 个分量。类似的，可以得到对负理想点的距离。

$$S_i^- = \sqrt{\sum_{j=1}^{m}(v_{ij} - v_j^-)^2} \qquad (i=1,2,\cdots,n)$$

另外，我们还定义某一对象点 x_i 对理想点的相对接近度为

$$C_i^* = S_i^- / (S_i^* + S_i^-)$$

$$0 \leqslant C_i^* \leqslant 1, \quad i=1,2,\cdots,n$$

因此，可以看出，如 x_i 为理想解 x^*，则 C_i^* 为 1；如 x_i 为负理想点 x^-，则 C_i^* 为 0。一般情况下，对象点 x_i 的相对接近度 C_i^* 处在 0 和 1 之间，C_i^* 越接近 1，则说明相应的评估对象的效能越高，反之则越低。

TOPSIS 法的基本步骤如下所示。

第一步：对一个多指标评估问题，其属性矩阵为

$$A = \begin{bmatrix} & f_1 & f_2 & \cdots & f_m \\ x_1 & a_{11} & a_{12} & \cdots & a_{1m} \\ x_2 & a_{21} & a_{22} & \cdots & a_{2m} \\ \vdots & \vdots & \vdots & & \vdots \\ x_n & a_{n1} & a_{n2} & \cdots & a_{mm} \end{bmatrix}$$

式中，a_{ij} 为对象点 i 的第 j 个属性值。由这个矩阵可以构成规范评估矩阵 $\overline{R}$，其中的元素 r_{ij} 为

$$r_{ij} = a_{ij} \Big/ \sqrt{\sum_{i=1}^{n} a_{ij}^2} \qquad (i \in N, j \in M)$$

第二步：构造加权的规范化评估矩阵，其中的元素 v_{ij} 用下式计算

$$v_{ij} = w_j r_{ij} \qquad (i \in N, j \in M)$$

式中，$w_j (j \in M)$ 是第 j 个属性的权重（假设已经事先得到）。

第三步：确定理想点和负理想点。

$$x^* = \left\{ \left(\max_{i=1}^{m} v_{ij} \,\middle|\, j \in J \right), \left(\min_{i=1}^{m} v_{ij} \,\middle|\, j \in J' \right) \right\} = \left[v_1^*, v_2^*, \cdots, v_m^* \right]$$

$$x^- = \left\{ \left(\min_{i=1}^{m} v_{ij} \,\middle|\, j \in J \right), \left(\max_{i=1}^{m} v_{ij} \,\middle|\, j \in J' \right) \right\} = \left[v_1^-, v_2^-, \cdots, v_m^- \right]$$

式中，J 是效益型属性（正效应型属性）的下标集，J' 是成本型属性（负效应型属性）的下标集，并且 $J \cup J' = \{1,2,\cdots,m\}$。

第四步：计算距离。

这里采用欧几里得距离来进行计算。每个对象点到理想点的距离是

$$S_i^* = \sqrt{\sum_{j=1}^{m}(v_{ij} - v_j^*)^2} \qquad (i=1,\ 2,\ \cdots,\ n)$$

到负理想点的距离是

$$S_i^- = \sqrt{\sum_{j=1}^{m}(v_{ij} - v_j^-)^2} \qquad (i=1,\ 2,\ \cdots,\ n)$$

第五步：计算每个评估对象对理想对象的相对接近程度指数 C_i。

$$C_i^* = S_i^- / (S_i^* + S_i^-)$$

$$0 \leqslant C_i^* \leqslant 1, \ i = 1, 2, \cdots, n$$

显然，C_i 越大，评估对象与理想对象越接近，反之与理想对象差距越大。

第六步：以 C_i 作为效能指数对评估对象进行评估。

（六）层次分析法

层次分析法（analytic hierarchy process，AHP）是一种普遍适用的定性定量相结合的多指标评估方法。

层次分析法是美国运筹学家萨迪教授于 20 世纪 70 年代初提出来的，在 1982 年由萨迪的学生高兰尼柴首先介绍给中国学者。多年来，层次分析法在各行各业得到了广泛的应用。

层次分析法以其系统、灵活、简便及定性定量相结合的特点，在国内外受到广泛关注，并被迅速应用到各个领域的综合评估中。尽管层次分析法的应用需要掌握一些简单的数学工具，从数学原理上来说，层次分析法有其深刻的内容，但从本质上来说，层次分析法是一种思维方式。

层次分析法的原理是将复杂问题分解成各个组成要素，再将这些因素按支配关系分组形成递阶层次结构，通过两两比较的方式确定同一层次中诸因素的相对重要性，然后综合评估专家的判断，形成最后的综合效能评估值。整个过程体现了人的评估思维的基本特征，即分解、判断、综合。而且层次分析法是一种定性与定量相结合的方法，将人的主观判断用数量形式表达出来。它改变了长期以来决策者与决策分析者分离且难以沟通的状况，从而大大提高了评估的有效性和可操作性。

从应用的角度看，层次分析法大体可以分为以下几个步骤。

1. **分析问题，建立层次结构**　应用层次分析法于非结构化、半结构化的复杂系统问题时，首先要把问题分解组合成若干部分（因素），统称为系统的元素，如总指标、子指标、约束、属性、对象等，然后将这些元素分组形成互不相交的层次，上一层次对相邻的下一层次的元素起支配作用，这样就形成了层次间自上而下的逐层支配关系，也就是递阶层次关系。通过对问题做尽可能的了解和详尽的分析研究，建立一个有效合理的递阶层次结构，对于问题的成功解决有至关重要的意义。

（1）层次内部分为三类。

1）最高（顶）层：顶层只有一个元素，一般它是所需评估问题的目标要求，也就是综合效能。

2）中间层：包括为了实现总体效能所涉及的中间环节，它可以由若干个层次组成，包括所需考虑的约束、多极子指标等。

3）最底层：表示为实现总体效能可供选择的各个对象，故称为对象层。

（2）递阶层次结构具有以下几个性质，可以在实际应用中作为建立层次结构的参考。

1）层次结构中的元素一定属于一个层次，并且只能属于一个层次，不同层次元素集的交集是空集。

2）同一层次中任意两个元素之间不存在支配或从属关系。

3）任意一个非顶层元素必然受其上一层的一个元素支配，并且只能受其上一层中的一个元素支配。同时，非最底层的元素至少支配其下一层中的一个元素，并且只能支配其下一层中的元素。

4）同一层次中的元素不存在支配关系。

这些性质可以用来检验实际应用中的递阶层次结构。

2. 构造两两比较判断矩阵　在建立递阶层次结构以后，上下层次之间的元素的隶属关系就被确定了。假设某一上层指标为 c，其支配的下层元素为 $f_1, f_2, \cdots, f_n$。我们通过两两比较的方法求出它们对于指标 c 的相对重要性，即权重 $w_1, w_2, \cdots, w_n$。为此，要进行反复的判断：针对 c，f_i 与 f_j（$i, j \in \mathbb{N}$）哪一个更重要？重要多少？并按照一定的标度进行赋值，这样对于 c，下层的 n 个被比较的指标就构成了一个两两比较判断矩阵

$$A = (a_{ij})_{n \times n}$$

式中，a_{ij} 表示针对 c 指标 f_i 与 f_j 相对重要性的标度表示。

判断矩阵具有正互反性：对于 $\forall i, j \in \mathbb{N} = \{1, 2, \cdots, n\}$ 有 $a_{ij} > 0, a_{ji} = 1/a_{ij}, a_{ii} = 1$，因此两两比较判断矩阵又称为正互反矩阵。

当 $\forall i, j, k \in \mathbb{N}$，有 $a_{ij} \times a_{jk} = a_{ik}$，则称两两比较判断矩阵为完全一致性矩阵。

在构造两两比较判断矩阵时，要用到量化标度，可以用来进行量化的标度有许多种，但是心理学家的研究表明，普通人在对一组事物的某种属性进行判断比较，并使判断保持满意的一致性时，所能正确辨别属性的等级在 5～9，所以在层次分析法中进行量化时一般都采用 9 标度，当然也可以采取其他的一些标度，如 3 标度、5 标度等。

3. 单一准则下元素相对权重的计算　在这一步要根据判断矩阵 $A = (a_{ij})_{n \times n}$，求出这 n 个元素对于准则 c 的相对权重向量 $W = (w_1, w_2, \cdots, w_n)^T$。

一般在求解权重向量时采用特征根法，在数学上可以证明，对于正互反矩阵 A，其最大特征根 $\lambda_{\max}$ 存在且唯一，W 可以由正分量组成，除了差一个常数倍外，W 是唯一的。下面介绍计算单一判断矩阵的常用方法。

（1）和法

1）将判断矩阵 $A = (a_{ij})_{n \times n}$ 按列归一化，即让

$$(a_{ij})_{n \times n} \text{变为} \left[\frac{a_{ij}}{\sum\limits_{i=1}^{n} a_{ij}} \right]_{n \times n} = (\bar{a}_{ij})_{n \times n}$$

2）按行加总 $\sum\limits_{j=1}^{n} \bar{a}_{ij} = \bar{w}_i (i \in \mathbb{N})$

3）在归一化后即得权重系数 $w_i = \dfrac{\overline{w}_i}{\sum\limits_{i=1}^{n} \overline{w}_i}\,(i \in N)$

4）求最大特征根 $\lambda_{\max} = \sum\limits_{i=1}^{n} \dfrac{(Aw)_i}{nw_i}$

当 A 阵不完全一致但是具有满意的一致性时可以用此方法近似计算权重向量，和法的特点是运算简便。

（2）冥法（特征根法或特征向量法）

1）任取与 A 阵同阶归一化的初始向量

$$w^0 = \left[w_1^0, w_2^0, \cdots, w_n^0\right]\left(w_i^0 > 0\,,\text{且}\sum\limits_{i=1}^{n} w_i^0 = 1\,,\ i \in \mathrm{N}\right)$$

2）计算 $\overline{w}^{q+1} = Aw^q (q = 0,1,2,\cdots,n)$

3）再归一化 $w^{q+1} = \dfrac{\overline{w}^{q+1}}{\sum\limits_{i=1}^{n} \overline{w}_i^{q+1}}$

4）对给定精度 $\varepsilon > 0$，当 $|w_i^{q+1} - w_i^q| < \varepsilon\,(i \in N)$ 成立时，则 $w = w^{q+1}$ 为所求 A 矩阵最大特征根 $\lambda_{\max}$ 对应的权重（特征）向量 w，且 $\lambda_{\max} = \sum\limits_{i=1}^{n} \dfrac{\overline{w}_i^{q+1}}{nw_i^q}$

（3）根法

1）$\overline{\overline{w}}_i = \prod\limits_{j=1}^{n} a_{ij}$，即将 A 的元素按行相乘。

2）$\overline{w}_i = (\overline{\overline{w}}_i)^{\frac{1}{n}}$，即对行相乘的结果开 n 次方。

3）归一化即得权重向量，$w_i = \dfrac{\overline{w}_i}{\sum\limits_{i=1}^{n} \overline{w}_i}$

4. 一致性检验　在利用上述方法获得权重向量后，还不能确定权重向量是否可靠，必须对之进行一致性检验。在构造判断矩阵时，由于备选对象的复杂性和参评专家知识领域的差异性和多样性，所以判断常具有误差，符合完全一致性的判断矩阵几乎是不可能得到的，因此在层次分析法中构造判断矩阵时采用两两比较法，这样可以对误差起到补偿作用，使总的排序结果的保序性较好。但是每个判断的误差也不能过大，总的判断矩阵也不能过于偏离一致性。所以必须进行一致性检验。一致性检验是按下述方法来进行的。

（1）计算一致性指标 CI（consistency index）。

$$\mathrm{CI} = (\lambda_{\max} - n)/(n-1)$$

（2）查找相应于 n 的平均随机一致性指标 RI（random index）。

（3）计算一致性比例 CR（consistency ration）C·R = C·I/R·I。

一般来说，当 CR＜0.1 时，即要求专家判断的一致性与随机一致性之比小于 0.1 时，认为专家判断矩阵的一致性是可以接受的，否则就要对判断矩阵作修改。

层次分析法的最后一个步骤是将各层元素的权重综合为对总目标的合成权重，若得到各层中各元素对上一层中准则的权重向量之后还不能满足最后评估的需要，还要将之转换为最终对总目标权重向量，特别是最底层的备选方案必须要转化为相对于总体效能的排序向量，称之为合成权重。求合成权重的方法如下。

假定已经求出第 $k-1$ 层上 n（$k-1$）个元素相对于总目标的合成权重向量 $w^{k-1}=[w_1^{(k-1)},w_2^{(k-1)},\cdots,w_{n_{k-1}}^{(k-1)}]^T$，第 k 层上 n_k 个元素对第（$k-1$）层上第 j 个元素为准则的单权重向量设为 $P^{j(k)}=[P_1^{j(k)},P_2^{j(k)},\cdots,P_{n_k}^{j(k)}]^T$ 其中不受 j 准则支配的元素的权重取零。这里记 $P^{(k)}=[P^{1(k)},p^{2(k)},\cdots,P^{n_{k-1}(k)}]_{n_k\times n_{k-1}}$ 表示 k 层上 nk 对 $k-1$ 层上各元素的合成权重，那么 k 层元素对总目标的合成权重计算公式为

$$w^{(k)}=[w_1^{(k)},w_2^{(k)},\cdots w_{n_k}^{(k)}]^T=P^{(k)}w^{(k-1)} \text{或}$$

$$w_i^{(k)}=\sum_{j=1}^{n_{k-1}}p_{ij}^{(k)}w_j^{(k-1)}(i=1,2,\cdots,n_k)$$

由此可以推导得到 $w^{(k)}=P^{(k)}P^{(k-1)}\cdots w^{(2)}$

式中，$P^{(k-1)}$ 为第 $k-1$ 层对上一层各元素的权重构成的 $n_{k-1}\times n_{k-2}$，$w^{(2)}$ 为第 2 层元素对总准则的单权重向量。

至此利用层次分析法就得出了对问题的评估结果。

由传统的层次分析法可以看出，在最底层一般都是要评估的对象，在实际应用中我们可以将最底层的评估对象改变为评估对象的属性，通过定量化和规范化处理，将之变为可以直接用于评估计算的分量，这样我们就可以得到效能评估的指数。

需要说明的是，利用层次分析法得到的权重或者评估指数（效能值）都只是一种优序关系，而不具有实际的物理意义，不能用来进行常规的数学计算。

（七）模糊综合评估法

模糊综合评估法是应用模糊关系合成的原理，从多个因素对被评估对象隶属等级状况进行综合评估的一种方法。

模糊综合评估法包括六个基本要素：①评估因素论域 U，U 代表综合评估中各评估因素所组成的集合。②评语等级论域 V，V 代表综合评估中评语所组成的集合。其实质是对被评估对象变化区间的一个划分。③模糊关系矩阵 R，R 是单因素评判的结果，模糊综合评估所综合的对象正是 R。④评估因素权向量 A，A 代表评估因素在被评估对象中的相对重要性程度，在模糊综合评估中用来对 R 做加权处理。⑤合成算子。指合成 A 与 R 所用的计算方法。⑥评估结果向量 B，它是对每个被评估对象综合效能的描述。

模糊综合评估法包括以下几个基本步骤。

1. 确定评估对象的因素论域 U

$$U = (u_1, u_2, \cdots, u_n)$$

2. 确定评语等级论域 V　被评估对象对应各评语等级隶属程度的信息通过这个模糊向量表现出来，这一步体现了评估的模糊特性。

$$V = (v_1, v_2, \cdots, v_m)$$

3. 进行单因素评判，建立模糊关系矩阵 R

$$R = \begin{bmatrix} r_{11} & r_{12} & \cdots & r_{1m} \\ r_{21} & r_{22} & \cdots & r_{2m} \\ \vdots & \vdots & & \vdots \\ r_{n1} & r_{n2} & \cdots & r_{nm} \end{bmatrix} \quad (0 \leqslant r_{ij} \leqslant 1)$$

式中，r_{ij} 为 U 中因素 u_i 对应 V 中等级 v_j 的隶属关系，即因素 u_i 被评为 v_j 等级的隶属关系，因而 r_{ij} 是第 i 个因素 u_i 对该事物的单因素评判，它构成了模糊综合评估的基础。

4. 确定评估因素权向量 A　A 是 U 中各因素对被评对象的隶属关系，它取决于人们进行模糊综合评估时的着眼点，即评估是依次着重于哪些因素。这一步与常规的综合评估中确定权重系数的作用是相同的，但这里更明确强调所确定的 A 是一个模糊子集，即要求用模糊方法来确定权向量。

5. 选择合成算子，将 A 与 R 合成得到 B　模糊综合评估的基本模型为

$$B = A \cdot R$$

式中，B 为模糊算子。

这个公式表明：评估因素与被评估对象的模糊关系 A，通过模糊变换关系 R 形成了被评估事物与评语等级间的模糊关系 B。

这一步的本质是一个映射，即将 m 维向量通过模糊变换成一维向量，以便进行评估对象的效能比较。

6. 对模糊评估结果 B 进行分析　即将 B 作为效能评估的依据，对评估对象进行比较分析。

在模糊综合评估法中运用到大量的模糊数学的知识，如隶属度函数的运用、模糊运算、合成算子的选择等，由于涉及的内容太多，这里不作详细介绍。

模糊综合评估法与其他评估方法相比具有自身的一些特点，主要有以下几点。

（1）评估结果：模糊综合评估的评估结果是一个向量，而不是一个点。这是模糊综合评估不同于其他综合评估方法的地方。它是由模糊综合评估本身的性质决定的，因未模糊综合评估的对象具有中介过渡性或亦此亦彼性，所以它的评估结果也就不应该是断然的，而只能用各个等级的隶属度来表示。由此我们才能得到被评估对象某方面属性状况的客观描述。

（2）评估的层次：模糊综合评估可以多层次处理，满足了对较复杂问题的评估

要求。

（3）指标的无量纲处理：指标（这里表现为因素）的可综合问题在模糊综合评估过程中是自然解决的，不需要专门的指标无量纲处理过程。在模糊综合评估中，由 $B=A \cdot R$ 得到一组综合评估解，所综合的是 R 阵元素。而 R 阵元素代表了从某个评估因素（指标）着眼被评估对象隶属于某等级的程度，r_{ij} 本身是一个没有量纲的相对数，不需要专门的指标无量纲处理。这一点与其他综合评估方法不同。因子分析和主分量分析，出于综合评估和方法数学性质的双重需要，在过程一开始就着手将指标规范化。而常规综合评估方法则由于综合评估的要求，也内含一个指标无量纲化的过程，否则不同量纲的指标之间不能综合。

（4）评估的权处理：模糊综合评估中的权系数向量 A，不是模糊综合评估过程中伴随而生的，而是人为评估权。

（5）在模糊综合评估的合成中，对评估指标间的相关性影响不能消除，因而可能产生评估指标间的信息重复问题。

（6）模糊综合评估的结果对评估对象通常具有唯一性。对同一评估对象而言，只要评估指标指数相同，合成算子相同，结果就是具有唯一性的。

7. **评估的等级论域设立**　从这些特点来看，模糊综合评估法与其他方法相比具有一些优点，这主要表现为以下几点。

（1）模糊综合评估的结果以向量的形式出现，提供的评估信息比其他方法丰富。首先，模糊综合评估的结果本身是一个向量，而不是单值点，并且这个向量是一个模糊子集，较为准确地刻画了事物本身的模糊特征。其次，对模糊综合评估结果进行进一步加工又可以提供一系列的参考信息，如按照判断原则可以确定评估对象的对应等级，可以计算模糊向量对应的单值，还可以计算隶属度对比系数等。

（2）模糊综合评估法从层次性角度分析复杂问题，一方面符合复杂问题的状况，有利于最大限度地客观描述对象，另一方面还有利于尽可能准确地确定权重。

（3）模糊综合评估法实用性较强，弥补了其他方法的不足，模糊综合评估法既可用于主观指标的综合评估，又可用于客观指标的综合判断。由于现实世界中亦此亦彼的中介过渡现象大量存在，所以模糊综合评估法的应用范围较广，特别是在主观指标的综合评估中，模糊综合评估法可以发挥模糊方法的独特作用，评估效果要优于其他方法。

（4）模糊综合评估的权重数是估价权重，因而是可以调整的。

（八）主分量法

我们对样本（评估对象）的评估是通过一定的指标进行的，多个指标构成一个多维空间，被评估对象成为多维空间中的样本点。两个样本在某项指标上的变差越大，说明样本在这一维度上的距离越大。由多项指标进行综合评估时，则要以各项指标的总体变差来说明样本在多维空间的相对地位。然而在将单项指标综合为变差时产生了以下问题：①评估指标的量纲往往不同，变差不能直接综合；②指标间往往存在一定相关关系，即使消除量纲影响后再综合，也会有信息重复；③在综合时如何确定各指标的权重。此外，如果评估指标较多，应该在变差信息损失尽可能少的前提下减少工作量，也就是降维，即用较少的新变量代替较多的原变量。主分量法正是在这些方面体现了其特点。

主分量法是多元统计分析中的一种方法，它是通过适当的数学变换，把原属性线性组合成相互独立的新的分量，并用内生的信息量权求取主分量的加权和获得综合效能，来评估事物的一种统计方法，其主要步骤如下所示。

1. 将原属性值标准化

$$z_{ij} = z_j(x_i) = \frac{f_j(x_i) - m_j}{\sigma_j}$$

式中，第 j 属性均值为

$$m_j = \frac{1}{n}\sum_{i=1}^{n} f_j(x_i)$$

第 j 属性的均方差为

$$\sigma_j = \left\{ \frac{1}{n-1}\sum_{i=1}^{n}[f_j(x_i) - m_j]^2 \right\}^{1/2} \quad (i \in N, j \in M)$$

n 为评估对象的下标集，m 为属性的下标集，第 i 个评估对象为 x_i，第 j 个属性为 f_j。

经过标准化变换的 z_{ij} 的均值为 0，方差为 1。

2. 求标准化属性值 z_{ij} 的相关矩阵 R

$$R = \left[r_{kj} \right]_{m \times m}$$

式中，

$$r_{kj} = \frac{1}{n}\sum_{i=1}^{n} \frac{f_k(x_i) - m_k}{\sigma_k} \frac{f_j(x_i) - m_j}{\sigma_j} = \frac{1}{n}\sum_{i=1}^{n} z_{ik} z_{ij}$$

且有

$$r_{jj} = 1, r_{jk} = r_{kj} \quad (j, k \in M)$$

3. 求 R 的特征根、特征向量和贡献率 对应 R 的特征根方程为 $|\lambda I_m - R| = 0$，求解特征根方程得特征根 $\lambda_g (g \in M)$，它是主分量的方差，其大小表征各主分量在综合评估中的作用大小。若 L_g 为一 m 维实向量，由方程组 $[\lambda_g I_m - R] = 0$ 求得向量 L_g，则 L_g 为对应特征根 λ_g 的特征向量，即标准化属性向量 $Z_j = \left[z_{1j}, z_{2j}, \cdots, z_{nj} \right]^T$ 在新坐标系下各分量的系数。而 $\lambda_g \Big/ \sum_{g=1}^{m} \lambda_g$ 表示每个分量表征原属性变量的信息量，称为方差贡献率，简称贡献率。其中 I_m 为 m 阶单位阵。

4. 确定主分量的数量 k　一般来说分量原属性维数相同，为了既能减少工作量，又要使损失的信息量尽可能地少，通常只取前面的 k 个主分量，而忽略后面的 $(m-k)$ 个分量，这 k 个主分量保留原信息的比重按照 $a(k) = \sum_{g=1}^{k} a_g = \sum_{g=1}^{k} \left(\lambda_g \Big/ \sum_{g=1}^{m} \lambda_g \right) \circ \geqslant 85\%$ 的准则提取前 k 个主分量。

5. 综合评估　先分别求每个主分量的线性加权和的值。

$$T_{ig} = \sum_{j=1}^{m} L_{gj} z_{ij} \quad (i \in N, g \in K)$$

然后再用每个主分量的贡献率 a_j 作权重，求 T_{ig} 的加权综合效能，即

$$T_i = \sum_{g=1}^{k} a_g T_{ig} \quad (i \in N)$$

式中，　$a_g = \lambda_g \Big/ \sum_{g=1}^{m} \lambda_g \quad (g \in K)$

这样就可以 T_i 作为依据对评估对象进行评估。

主分量法和其他综合评估方法相比较主要有以下优点。

（1）消除了评估指标间的相互影响：在多指标综合评估中，各评估指标之间往往存在一定程度上的相关性，表示反映评估对象的信息有所重复。主分量法通过数学变换，将原相关的 m 维属性转变为 m 维相互独立的分量，从而消除了这种重复信息对综合评估的不良影响，而且，主分量法完全满足常用的线性加权求和法的必要条件，从而避免了使用中选择适宜方法的麻烦。

（2）减少了选择评估指标体系的困难：选择和确定指标体系是多指标综合评估中的重要而困难的工作，在前面叙述的理想指标体系建立原则中就有非冗余和数量较少这两项难以满足的要求。这些要求针对现实中指标之间普遍存在的相关性，而与理论上既要求全面，又要求相互独立相悖。这就是选择指标体系的工作十分困难，更难于求得决策群体的普遍认同的原因。而主分量法可以消除指标间重复信息的影响，它选择指标体系的原则是宁多勿少，不用担心相关冗余，这就减少了选择指标体系的困难。

（3）方法内生信息量权重，更偏重于客观信息，较易取得社会认同。主分量法在把原属性变量转变为独立分量的过程中，同时形成了反映分量和指标包含信息量的权重，以计算综合效能，这比由人（决策者或评估专家）确定权重向量更偏重于客观数据，比较容易取得社会认同。

以上三个优点与其他多指标综合效能评估方法相比较，显得具有特色且有实用价值，但同时也要注意主分量法在应用中有一些要注意的地方和一些缺陷。①一般在应用主分量法时，评估对象数大于指标数目的 2 倍时，评估效果才比较理想；②利用主分量法进行综合评估的评估值对于不同对象集合的同一对象可能不唯一，这相对于其他方法而言，不便于横向比较和纵向比较，不便于统计资料的积累，因

而主分量法更适用于进行一次性的评估；③主分量法的权重确定不用人的估价权重，相对客观，但不利于人的导向；④变换后的分量失去了原属性的物理意义，也不便于对评估结果进行进一步的分析。

（九）仿真模拟法

上述的各种综合评估方法的评估环境相对来说都比较确定，评估指标体系中的各种指标比较明确，通过一些处理方法可以获得较为客观稳定的取值，因而基本上属于静态评估。而在实际工作中，存在不能满足常规评估方法要求的情况：①评估环境在不断变化，评估对象的属性值与评估环境是一种动态交互关系，属性取值不易确定；②有些属性需要放到实际环境中进行检测，而实际环境当前无法获得，或者耗用资源过大，经济条件无法承担，因而出现信息不全等问题。这些问题的出现给效能评估工作带来了巨大的困难。计算机技术、信息技术及仿真技术的发展和应用为评估提供了一种新的方法，即仿真模拟评估。

仿真模拟的原则主要有两点：连续性原则和相关性原则。连续性原则是指事物发展的趋势在一段时间内呈现延续性，其结构模式在这一段时间内基本不变。相关性原则是指系统内的各元素都存在直接或间接的联系，它们之间的变化发展相互影响、相互制约或相互促进。

1. 分析系统，明确目标，建立评估指标体系　这一步骤中的基本工作和其他方法相同，都是为综合评估做准备工作。

2. 建立仿真模拟环境　仿真模拟环境包括软硬两个部分，软件包括环境模拟中各模块的模型及必需的计算机软件。这一部分的模型建立涉及数学、信息学和相关专业的理论知识，各分模块模型的建立是整个环境模拟的理论基础。计算机软件是指利用模型开发的程序，或者直接可以应用的仿真软件及这些软件运行的系统环境和相关辅助软件。硬件部分主要包括进行仿真模拟所必需的计算机设备、网络设备及其他的一些辅助设备。

3. 模拟运行　在建立的仿真模拟环境中，根据确定的系统参数和评估对象的某些属性，对评估对象进行模拟运行，按照严格的程序对评估对象进行系统检测，对检测结果详细记录，以进行进一步的系统分析。

4. 结果评估　对仿真模拟所得到的数据，按照事先确定的评估规则进行分析计算，综合各种因素给出效能评估结果。

仿真模拟法是对常规综合评估方法的一种改进，但它还是离不开常规评估的思想，有时还必须借助常规评估方法。仿真模拟法的主要优点：①可以对复杂系统进行全面的考虑；②可以模拟可能出现但当前无法实现的环境，对评估对象进行评估；③仿真模拟的环境一旦建立可以长期应用，并且可以减少人工工作量。在利用常规方法无法解决问题，建立评估环境耗用资源巨大，无法承受，或者利用常规方法分析的系统过于复杂，工作量过大时，仿真模拟法就显示出了它的优点。

第三节　评估的基本程序和主要环节

一、基本程序

灾害医学救援装备效能评估是一个分析与综合的研究过程，需要定量分析与定性判断的结合，其基本程序包括以下几个步骤。

（一）明确系统目的，熟悉系统方案

为了进行科学的评估，必须将要评估的对象（包括单独的灾害医学救援装备和由若干灾害医学救援装备组成的灾害医学救援装备系统）当成系统看待，反复调查了解建立这个系统的目标及为完成系统目标所考虑的具体事项，熟悉灾害医学救援装备系统方案，进一步分析和讨论已经考虑到的各个因素。

（二）分析系统要素

根据评估的目标，集中收集有关的资料和数据，将灾害医学救援装备及灾害医学救援装备系统统一作为系统对待，对组成系统的各个要素及系统的性能特征进行全面的分析，找出评估的要点。

（三）建立评估的指标体系

灾害医学救援装备效能评估中，指标是衡量系统总体目标的具体标志，对于所评估的灾害医学救援装备或灾害医学救援装备组成的系统，必须建立能对照和衡量各个方案的统一工具，即评估指标体系。评估指标体系必须科学、客观、尽可能全面地考虑各种因素，包括组成系统的主要因素及有关系统的性能、费用、效用等方面，这样就可以明确地对各方案进行对比和评估，并且可以针对其存在的缺陷筹划适当的对策。为了达到一定的目标，几种可能采取的方案将会消耗不同数量或不同种类的资源，并且将产生不同的效益，因此，需要选用能充分反映各方案之间优缺点及异同点的指标组成指标体系，在此基础上才能对灾害医学救援装备或其组成的系统进行系统分析和综合效能评估。指标可以在大量的资料、调查、分析的基础上得到，它是由若干个评估指标组成的整体，应反映出所需要解决问题的各项目标要求。

（四）制定评估结构和评估准则

在灾害医学救援装备效能评估过程中，如果只是定性地描述系统达到的目标，而没有定量的表述，就难以做出科学的评估，只能停留在经验评价阶段，因此，要对所确定的指标进行量化处理。有些指标可以通过各种度量方式以客观或比较客观的数量方式表现出来，而有些指标不能直接以定量的方式表现出来，只能进行定性描述，对这样的指标就必须进行分析研究，制定和选择适合评估的量化依据。对于定性指标的量化往往需要借助相关的理论概念和方法（如心理学、效用理论、模糊

数学等）。

在灾害医学救援装备效能评估中有可能一个具体的指标是几个指标的综合，这是由要评估的灾害医学救援装备或灾害医学救援装备系统自身的特点及其评估指标体系决定的，因此，在评估时要充分考虑评估结构。

由于各指标的评估尺度本来并不一样，不同的指标放在一起进行评估时会出现变化范围不同、效应取向不同及无公度性的问题。因此，必须将评估指标体系中的指标规范化，也就是采取统一的评估尺度。

（五）评估方法的选定

在进行了上述步骤的准备以后，就可以根据灾害医学救援装备或灾害医学救援装备系统与评估要求的具体情况，选择合适的评估方法。

（六）专家评估

评估方法及模型确定以后就可以请相关领域的专家对评估对象进行评估，专家评估的主要内容包括权重的确定和对定性指标的评估。一般来说，由于指标体系中的各指标之间的相对重要性不同，其对总体效能的影响也不同，因此要用专家的经验和专业知识对指标进行权重确定。有些定性指标不能直接测量，因此需要专家运用相关知识来确定。

（七）提交效能评估结果

在评估完成以后，需要完成相关的评估报告。报告不仅要包括对各评估对象的测估结果，通常还需要对结果进行分析，对某些对象的优缺点进行具体分析，如有可能还要提出改进方案，因为评估的目的通常不仅仅是为了进行抉择，也是为了更重视方案的差异分析以进行改进。

二、主要环节

以上分析的主要工作步骤并不是评估工作的工作顺序，它只是为评估工作指出大概的工作思路。在实际工作中可以根据具体情况灵活变化，但是在实际的评估工作中有几个难点，也是主要的工作环节，必须掌握。

（一）指标的无量纲化处理

设指标属性可以用函数形式表示为 $f_i(x)$（$i=1,2,\cdots,m$），m 为对被评对象涉及的属性数目。在评估中指标属性之间会存在下述问题：①无公度性，即各 $f_i(x)$ 的量纲不同，不便于相互比较和综合运算；②变化范围不同；③对抗性，即正向属性（效益型属性）通常越大越好，凡负向属性（成本性属性或称为损耗性属性）一般越小越好。

由于这些问题的存在，要对不同的属性函数进行无量纲化处理，以便将之科学地综合到最终的总体效能之中。

无量纲化，也称为数据的标准化、规范化，它是通过数学变换来消除原始标量（指标和属性）量纲影响的方法。无量纲化的方法很多，但归结起来只有两类：线性无量纲化方法和曲线型无量纲化方法。

1. **线性无量纲化方法**　该方法在一定范围内将指标实际值转化成不受量纲影响的指标评估值时，假定两者之间呈线性关系，指标实际值的变化会引起指标评估值一个相应的比例变化。

线性变换法在线性无量纲化方法中最常用，也是非常简单的方法，有些文献中将之称为理想值法。其公式如下。

$$f_j'(x) = \begin{cases} 1 & [f_j(x) \geq f_j^1] \\ \dfrac{f_j(x) - f_j^0}{f_j^1 - f_j^0} & (f_j^1 > f_j > f_j^0) \\ 0 & (f_j^0 \geq f_j) \end{cases}$$

式中，f_j^1、f_j^0 分别表示 $f_j(x)$ 的最优值和最劣值。

经分析可得其图形（图 7-1）。

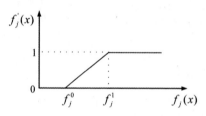

图 7-1　线性变换图形

线性变换法的优点是简单易懂，便于操作。

2. **曲线型无量纲化方法**　采用曲线型无量纲方法的原因是指标属性的实际值对评估值的影响不是等比例的。同一指标同样的绝对值变化在不同的范围内引起的评估值变化有很大差别，因而用线性变换已经不能满足要求。这时需要采用曲线型无量纲化方法。

曲线型无量纲化方法的种类也很多，常见的有以下几种。

（1）升半 Γ 型分布

$$y = \begin{cases} 0 & 0 \leq x \leq a \\ 1 - e^{-k(x-a)} & x > a \end{cases}$$

其中 $k > 0$。

（2）半正态性分布

$$y = \begin{cases} 0 & 0 \leq x \leq a \\ 1 - e^{-k(x-a)^2} & x > a \end{cases}$$

其中 $k > 0$。

（3）半柯西分布

$$y = \begin{cases} 0 & 0 \leqslant x \leqslant a \\ \dfrac{k(x-a)^2}{1+k(y-a)^2} & x > a \end{cases}$$

其中，$k>0$。

（4）升半凹分布

$$y = \begin{cases} 0 & 0 \leqslant x \leqslant a \\ a(x-a)^k & a \leqslant x \leqslant a + \dfrac{1}{\sqrt[k]{a}} \\ 1 & x \geqslant a + \dfrac{1}{\sqrt[k]{a}} \end{cases}$$

还有其他很多种曲线变换的公式，这里就不再一一列举。

从应用上看，曲线型的无量纲化方法要比线性无量纲化方法难度大，主要是因为公式的选取及公式的参数确定都比较困难。

（二）权重及量化

对评估指标进行综合评估时，指标体系中的每个指标对综合效能的影响程度是不同的，因而对它们赋予不同的权重，以区别其在综合评估中的地位。

权重可以从四个方面来考察，即重要性权、信息量权、独立性权和综合权，对于不同的权重有不同的量化方法，下面进行简单的介绍。

1. 重要性权　重要性权是决策者给出的指标相对重要性信息。重要性权重是在确定综合权重中最常见到的权重，是综合权重中的主要部分，经常被用来替代综合权重。重要性权通常采用定性定量相结合的方法，诱导出决策者（或参评专家）的相对重要性信息来对它进行量化。

重要性权计算：对重要性权一般采用层次分析法，使用两两比较的方法，通过计算判断矩阵，最后获得综合权重。由于前面已经对层次分析法进行了详细叙述，这里就不再重复了。

2. 信息量权　信息量权是由于各指标所包含的信息量不同而对被评估对象的分辨作用大小有区别所赋予的量化值，当某些指标值在各评价方案之间差异较大时，其分辨能力较强，包含的信息量就多，它们在综合评价和最终决策中的作用大，其信息量权系数也应该较大。

信息量权的计算：信息量权是对某一类对象通过调查，在获得尽量多的备选方案具体数据的基础上使用变异系数法或熵法来计算。这里只介绍变异系数法。

（1）求各指标的方差 D_j

$$D_j = \frac{1}{n-1}\sum_{i=1}^{n}\{f_j(x_i) - E[f_j(x_i)]\}^2 \quad (j=1,2,\cdots,m)$$

其中指标期望值 $E[f_j(x_i)] = \dfrac{1}{n}\sum_{i=1}^{n} f_j(x_i) \quad (j=1,2,\cdots,m)$

式中，$f_j(x_i)$ 为备选方案 x_i 的第 j 个指标值。

（2）求各指标值的变异系数 V_j

$$V_j = \sqrt{D_j} \big/ E[f_j(x_i)]$$

（3）归一化变异系数，并将之开方就得到信息量权系数。

$$w_j = V_j \big/ \sum_{j=1}^{m} V_j$$

3. 独立性权　在理想指标体系中，要求指标无冗余，但由于系统的复杂性，指标体系中各指标之间难免有部分重复信息存在，这就使它们在综合评价中过多地发挥了作用，这里用独立性权来削弱它们。

独立性权重的计算：独立性权的计算较为简单，是通过相关判断矩阵，计算每个指标受其他指标影响度大小的总和，对每个影响度总和求倒数，对之进行归一化，即可得到独立性权系数。

（1）确定相关矩阵：专家对 m 个指标间的相互影响按照某种尺度（如对数增长率）判定相关矩阵为

$$A = \left[a_{ij} \right]_{m \times m} = \begin{bmatrix} a_{11} & a_{12} & \dots & a_{1m} \\ a_{21} & a_{22} & \dots & a_{2m} \\ \vdots & \vdots & & \vdots \\ a_{m1} & a_{m2} & \dots & a_{mm} \end{bmatrix}$$

式中，元素 a_{ij} 为第 i 个指标对第 j 个指标的影响程度。对数增长尺度为无影响——0，较小影响——2，一般影响——4，很大影响——8。约定 $a_{ii}=0 \ (i=1,2,\dots,m)$。

（2）计算影响度：

$$a_{sj} = \sum_{i=1}^{m} a_{ij}$$

a_{sj} 为其他所有指标对指标 j 的影响。

（3）计算独立性权：由上一步可知，a_{sj} 越小，说明其他指标对该指标的影响越小，其独立性权应该越大，即 w_j 与 a_{sj} 成反比。

$$w_j = a_{sj}^{-1} \big/ \sum_{j=1}^{m} a_{sj}^{-1} \quad (j=1,2,\cdots,m)$$

4. 综合权　综合权重是指标最终在体系中所起作用的大小，是在上述三种权重的基础上进行综合。确定三种权重在总体权重中所占的比重，按照分配的比重进行加权，综合成总体权重。

$$w_{综合} = \sum_{i=1}^{3} \lambda_i w_i$$

式中，λ_i 为上述三种权重所对应的合成系数，w_i 分别为上述三种权重。

第四节　应用实例

层次分析法在实际的应用中非常广泛，这里用层次分析法对 6 种全地形救护车进行评估，以具体说明层次分析法在灾害医学救援装备评估中的应用。

一、建立全地形救护车效能评估指标体系

将全地形救护车的评估指标按层次进行划分，得到如图 7-2 所示的层次结构图及如表 7-4 所示的几种全地形救护车技术参数。

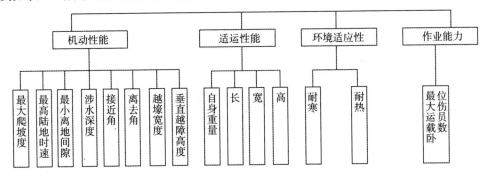

图 7-2　全地形救护车评估指标体系

表 7-4　6 种全地形救护车技术参数

参数名称	A	B	C	D	E	F
自身重量（kg）	14 500	42 000	32 500	11 000	10 600	19 700
外形尺寸（长、宽、高）（mm）	4699×2019×1981	6760×2980×2300	4900×2435×1960	6100×2500×2000	5169×2489×2628	9150×3350×2880
最大爬坡度（%）	60	70	60	60	60	60
最高陆地时速（km/h）	100	100	35	95	96	64.2
最小离地间隙（mm）	203	406	400	400	330	400
接近角（°）	25	45	40	45	48	25.4
离去角（°）	24	45	40	45	40	24.9
涉水深度	两栖	两栖	两栖	两栖	两栖	两栖
越壕宽度（mm）	1689	2000	1300	1000	2082	2900
垂直越障高度（mm）	254	800	900	600	750	870
耐寒（℃）	-45	-30	-25	-30	—	-40
耐热（℃）	40	45	30	30	—	40
最大运载卧位伤员数目	8	8	12	10	8	9

二、构造两两比较判断矩阵

采用 1～9 标度法，通过征求专家意见构造指标相对重要性判断矩阵。为简化计算，这里只以一位专家对指标体系进行分析给出的判断矩阵进行计算，其判断矩阵如表 7-5～表 7-8 所示。

表 7-5　第一级指标相对重要性判断矩阵

	机动性能	适运行能	环境适应性	作业能力
机动性能	1	5	5	1/3
适运行能	1/5	1	1	1/6
环境适应性	1/5	1	1	1/6
作业能力	3	6	6	1

表 7-6　机动性指标相对重要性判断矩阵

	最大爬坡度	最高时速	最小离地间隙	涉水深度	接近角	离去角	越壕宽度	垂直越障高度
最大爬坡度	1	1/3	4	1	1	1	4	4
最高时速	3	1	6	4	4	4	6	6
最小离地间隙	1/4	1/6	1	1/2	1/2	1/2	1	1
涉水深度	1	1/4	2	1	1	1	2	2
接近角	1	1/4	2	1	1	1	2	2
离去角	1	1/4	2	1	1	1	2	2
越壕宽度	1/4	1/6	1	1/2	1/2	1/2	1	1
垂直越障高度	1/4	1/6	1	1/2	1/2	1/2	1	1

表 7-7　适运性能指标相对重要性判断矩阵

	自重	长	宽	高
自重	1	1	1	1
长	1	1	1	1
宽	1	1	1	1
高	1	1	1	1

表 7-8　环境适应性指标相对重要性判断矩阵

	耐寒	耐热
耐寒	1	2
耐热	1/2	1

三、计算各指标权重

利用和法进行判断矩阵的计算，这里以 A_1 为例。

归一化

$$\overline{A_1} = \begin{Bmatrix} 0.23 & 0.38 & 0.38 & 0.2 \\ 0.05 & 0.08 & 0.08 & 0.1 \\ 0.05 & 0.08 & 0.08 & 0.1 \\ 0.68 & 0.46 & 0.46 & 0.6 \end{Bmatrix}$$

按行加总

$$\overline{W_1} = \begin{Bmatrix} 1.19 \\ 0.31 \\ 0.31 \\ 2.2 \end{Bmatrix}$$

权重系数归一化

$$\overline{W_1} = \begin{Bmatrix} 0.3 \\ 0.08 \\ 0.08 \\ 0.54 \end{Bmatrix}$$

求最大特征根

$$\lambda_{\max 1} = 4.12$$

同理可求出其他判断矩阵的权重向量，并进行一致性检验，最后将权重向量综合得到综合权重为 [0.043　0.11 0.015　0.032　0.032　0.032　0.015　0.015　0.018 0.018　0.018　0.049　0.025]。

四、计算综合效能值

根据线性求和公式

$$E = \sum_{i=1}^{n} W_i e_i$$

式中，E 为装备的综合保障效能，为第 i 个指标的权重，为该装备第 i 个指标的参数值。

得到各全地形救护车的效能值分别为 $A=0.735$，$B=0.725$，$C=0.808$，$D=0.817$，$E=0.728$，$F=0.699$，由此可知综合比较后全地形救护车 D 的综合保障效能最好。

第八章

灾害医学救援装备管理

灾害医学救援装备管理与其他装备有相类似特点，一般包括科研管理、使用管理、采购管理、维修管理等内容。

第一节　科研管理

灾害医学救援装备科研管理是指运用各种管理手段对灾害医学救援装备科研工作进行计划、组织、指挥、协调和控制的活动。

灾害医学救援装备科研管理是在灾害医学救援装备科研实践的基础上产生和发展起来的。灾害医学救援装备科研管理的目的是充分组织和调动参与灾害医学救援装备科研的人力、物力和财力，使其发挥最大的效能，完成灾害医学救援装备科研的各项工作，达到预期目标。管理的任务是通过卫勤编制，运用管理科学的理论、方法和手段，有效地计划、组织、协调各方面的工作，达到决策的最优化、管理过程的科学化、效率效果最佳化，全面提高灾害医学救援装备的科研水平，研制出高质量的灾害医学救援装备，提高卫勤保障的综合能力。

一、科研管理的内容

从一般性讲，灾害医学救援装备科研管理与其他学科专业科研管理具有共同的内容和程序，但在特殊性上它必须体现理、工、医的有机结合，通过管理促进理、工、医的结合，灾害医学救援装备科研成果应是理、工、医结合的成果。

灾害医学救援装备科研管理的具体内容有如下几个方面。

1. 灾害医学救援装备研制工作相关的科技政策、规章制度。

2. 选定灾害医学救援装备科研方向任务，制订科研规划计划。

3. 灾害医学救援装备科研相关学科、人才队伍建设。

4. 为保障灾害医学救援装备科研工作提供物质条件，包括科研环境场所、经费、物资、实验装备（仪器设备）、图书资料及其有效的管理。

5. 组织灾害医学救援装备成果鉴定、定型、装备推广和用户训练等。

二、科研管理的基本要素

科技发展计划的基本要素，目前国内外说法并不一致，一般认为包括四个"M"，即人（man）、设备（machine）、材料（material）、经费（money），也有的把方法（method）、工作精神（morale）列进去，成为六个"M"；还有的把执行机构、法规列入。就军队灾害医学救援装备科研工作而言，计划的核心有五大要素：课题或项目、人力、财力、物力和信息。

（一）课题或项目

灾害医学救援装备发展提出的研究课题或项目是灾害医学救援装备科研计划的核心，这里包括课题或项目的名称、内容、目标、时间、承担实施单位、归口管理部门及要求的完成时限、成果形式、军事效益、经济效益和应用推广意义等。此外还包括围绕该项目和课题的人、财、物等条件的综合平衡。

项目与课题的区分是相对的，在不同的国家不同的管理组织机构中其含义也不尽相同，称谓也不同。有的将基础研究、应用基础研究性的称为课题，而把应用性或工程性的称为项目；有的只用课题而不用项目，他们把课题分为大课题与小课题，或分为总课题与分课题；也有的不论是科研还是工程都称为项目，把项目分为大项目、小项目或子项目。在实际工作中，即便是同一计划，项目与项目、课题与课题之间，无论是内容、目标、技术、特性，还是投资强度等都有很大的差别。从管理角度看，课题与项目在管理上的差别是很小的。

灾害医学救援装备科研项目（课题）类型包括通用灾害医学救援装备、专用灾害医学救援装备、专用检测试验设备、新材料、新技术、新方法及灾害医学救援装备技术标准研究与系统论证研究等。

（二）人力

灾害医学救援装备科技人员是科研计划最有活力的部分，也是反映科研生产力最活跃的部分。为完成课题或项目而组织相应的科技力量是灾害医学救援装备科研管理的精髓。其中的科技人才管理，应十分重视把完成灾害医学救援装备科研任务与健全灾害医学救援装备科研队伍、培养相关的学术技术带头人紧密结合起来，采取鼓励人才流动、优化组合、应聘竞争等措施是实践中最有效的方式之一。

（三）财力

财力指实施灾害医学救援装备科研计划的经费，包括研制经费和事业经费，它是进行科学技术活动的经济基础。经过科技体制拨款制度的改革，国家和地方鼓励科技经费采取多渠道筹集的办法。经费的筹集、分配如何有利于课题或项目结构、人才结构总体效率的提高是制订计划时必须认真探索的问题。国家和地方医药卫生科研计划体制通过改革，做出了一些新规定，如申请科学基金、自筹资金、承担纵向或横向科研合同经费、指令性任务匹配拨款等，对于这些形式，在制订科技计划时就要做出详细说明，以便确定课题或项目的类型，以相应的经费拨款形式与之配套。

（四）物力

物力指提供灾害医学救援装备科研的仪器设备、材料等物资条件。例如，围绕课题或项目计划，物资就要有一套配套计划，即物资供应、保管、维护、使用、分配管理及大型公用实验设备、实验室、实验基地等基建条件，还要调节好物资的综合平衡。

（五）信息

在计划制订与实施中，及时掌握国内外信息是非常重要的因素，主要是对国际科学技术发展的概况、动向，国内国民经济的发展对科学技术发展的需求，近、中、远期国内科技发展的状况、动向，以及围绕课题或项目任务的有关重要情报进行收集、整理、综合分析、及时报道等情报资料工作，并对科学技术的发展做好评价和预测。信息是实施科技发展计划中的重要条件，它对制订和实施灾害医学救援装备科研计划起着重要的提示和指导作用。信息本身也有人、财、物条件提供的问题。

第二节　使用管理

灾害医学救援装备使用管理既是一项复杂的系统工程，又是一个发展变化的持续过程。从装备管理全系统的角度看，它包括管理者（层次、机构、部门等）、管理对象（灾害医学救援装备）、管理方式和手段三个主要方面。从灾害医学救援机构装备管理全过程的角度看，它包括装备的申请、补充、动用、封存、保管、维修、转级、退役、报废等主要内容。

一、主要环节

（一）科学编配

科学编配灾害医学救援装备是形成最佳灾害医学救援装备保障效能的重要因素。灾害医学救援装备的编配包括确定编制方案和组织实施两个方面，不仅要求灾害医学救援机构严格按照灾害医学救援装备编制方案，进行灾害医学救援装备的配备和补充，而且要求编制制定部门科学地论证和决策，只有两者有机结合，才能使灾害医学救援装备的编配科学合理。

在制订灾害医学救援装备编配方案时，决策机关和职能部门通常应注意把握以下几点。

1. 根据灾害医学救援机构保障任务的需要，确定灾害医学救援装备的编配。灾害医学救援机构担负何种保障任务，就需配备何种装备。但这只是配备装备的最基本要求。要满足灾害医学救援机构担负保障任务的需要，还必须考虑所配备的灾害医学救援装备与训练、后勤、技术保障及保障地区地理环境诸因素的适应程度。

2. 根据系统配套、形成最佳保障能力的要求，确定灾害医学救援装备的编配。形成和发挥最佳保障能力，是灾害医学救援装备编配的基本目的。

3. 根据实际保障能力确定灾害医学救援装备的编配。保障任务需要是灾害医学救援装备编配的前提，而实际保障能力则是灾害医学救援装备编配的根本。要使灾害医学救援装备的编配真正落实，必须充分考虑实际保障能力。灾害医学救援装备的实际保障主要受国家经费投入水平和灾害医学救援装备研制、生产能力的制约。国家科技水平和生产能力也限制了某些灾害医学救援装备的较快发展和配备。因此，必须根据国家可能提供的资金投入和保障条件来规划灾害医学救援装备的编配，使装备统配与保障能力相适应。

（二）合理使用

使用是使灾害医学救援装备的潜在效能转化为实际效能的基本途径。灾害医学救援装备使用管理是灾害医学救援装备管理工作中最经常、最大量的一项工作。使用管理按使用目的不同可分为使用管理、训练使用管理、科研试验使用管理、日常勤务使用管理等；按使用时间和环境条件的不同可分为平时使用管理、应急时使用管理和特殊情况下的使用管理等。由于灾害医学救援装备的使用直接关系到灾害医学救援装备效益发挥和灾害医学救援机构保障任务的完成，因此，科学、合理地使用灾害医学救援装备是搞好灾害医学救援装备管理的一项十分重要的内容。

1. 按性能规范、使用特点和编配用途使用灾害医学救援装备　不同类型的灾害医学救援装备有不同的技术性能指标、操作规范、使用特点和编配用途。要做到科学、合理地使用灾害医学救援装备，首先，要求直接使用的人员必须在其技术性能允许的范围内按规范操作使用。超越技术性能，不按规范要求操作使用，不但会对灾害医学救援装备造成不应有的损坏，缩短灾害医学救援装备寿命，而且可能发生严重事故，对人员安全构成威胁。其次，要求使用人员了解掌握各类灾害医学救援装备的使用特点，用其优点，避其弱点，以充分发挥其应有的效能。有些灾害医学救援装备宜连续使用，有些需断续使用；有些受环境影响较小，有些则受环境影响较大。只有根据不同灾害医学救援装备的特点，尽可能使其在最有利的条件下使用，才能充分发挥其应有效能。最后，要求组织指挥灾害医学救援装备使用的各级领导、职能部门和人员严格按照编配用途使用灾害医学救援装备。灾害医学救援装备是严格按保障任务需要编配的，编制内的各种大型灾害医学救援装备如卫生技术车辆等，不能用于与编配用途无关的各种活动，以使灾害医学救援装备随时处于良好状态，保证救援机构保障、训练等各项任务的完成。

2. 合理规划灾害医学救援装备平时的使用与封存　完成保障任务离不开灾害医学救援装备，平时训练也需要使用灾害医学救援装备。而灾害医学救援装备都有规定的寿命期，使用强度过大将使其故障率增高，使用寿命缩短。为保证各项任务的完成，需要合理规划灾害医学救援装备的使用。

一般情况下，通常对一部分一定时间内不动用的灾害医学救援装备进行封存，以备将来使用。灾害医学救援装备的封存是一项细致复杂的工作。特别是对一些结构复杂、具有综合性特征的灾害医学救援装备的封存，如卫生方舱、技术车辆等，要求更高。灾害医学救援装备的封存必须根据不同装备的特点和技术要求，科学计划，严密组织。

3. 严密组织灾害医学救援装备的使用管理　应急时使用管理在灾害医学救援装备管理全过程中具有突出重要的地位。应急时使用管理的优劣不但对灾害医学救援装备效能的发挥和卫障任务的完成具有重大影响，而且也是检验相关机构灾害医学救援装备管理水平最重要的标志。

4. 严格特殊情况下灾害医学救援装备使用的管理　特殊情况下灾害医学救援装备的使用是指在特殊恶劣环境条件下或超出灾害医学救援装备日常动用规定和标准之外的使用。例如，在严寒、酷暑、潮湿、高盐雾等环境下灾害医学救援装备的使用，以及将灾害医学救援装备用于生产经营、抢险救灾、特殊试验等。

我国幅员辽阔，不同地区环境差异很大，对灾害医学救援装备使用和管理的要求也有很大不同。在云南、广西、海南岛等亚热带丛林地区，由于气温高、温差大、雨雾多、湿度大，受白蚁和各种微生物的侵蚀比较严重，要着重加强对灾害医学救援装备的防潮、防晒、防霉、防白蚁等工作。在濒海地区，由于潮湿、多盐雾、多强风，需要着重抓好灾害医学救援装备的防潮、防风、防腐蚀等工作。在东北、西北等高寒地区，低温使得灾害医学救援装备金属部件强度降低，一些部件变硬变脆，部件间隙产生变化，十分需要抗寒保养，应采取有效的防冻措施，并严格按照低温条件下的有关规定使用灾害医学救援装备。在西北等沙漠地区，由于多风沙、阳光辐射强烈、气候干燥、温差大，使灾害医学救援装备的磨损和有机材料、电子元器件的老化加快，灾害医学救援装备性能指标容易发生变化。因此，需要特别抓好防沙尘、防暴晒、防锈蚀等工作，并注意对灾害医学救援装备的性能定期及时检测，做到使用时心中有数。

二、基本要求

灾害医学救援装备管理有其内在的规律性，各个阶段、各个环节的特点不同，具体要求也有所不同，但从整体和全过程看，最基本的要求是科学化、制度化、经常化，简称"三化"。灾害医学救援装备的"三化"管理是一个不可分割的整体。"三化"之间既相互区别，又有机联系，具有很强的系统性。"三化"管理既是灾害医学救援装备管理的基本要求，又是检验灾害医学救援装备管理工作质量的重要标准。

（一）科学化

灾害医学救援装备管理的科学化是指根据灾害医学救援装备管理的客观规律，

从充分发挥灾害医学救援装备的最佳效能出发，确立和采用科学的管理思想、理论、方式方法和手段，实现最佳管理效益。

科学化是灾害医学救援装备管理的客观要求，要实现简化管理，应注意抓好以下两个环节。

1. **严格按照客观规律办事**　灾害医学救援装备管理有不以人的主观意志为转移的客观规律，违背了客观规律就谈不上科学性。例如，灾害医学救援装备放在潮湿的地方就容易生锈、霉烂，再先进的灾害医学救援装备也经不起常年的日晒雨淋，这就是规律。又如，灾害医学救援装备都有一定的寿命期，超过了寿命期，技术性能就要下降甚至丧失，这也是规律。再如，灾害医学救援装备的使用强度和使用条件都有客观标准，超强度、超条件使用，就会发生故障或造成损坏，这还是规律。可以说，按照客观规律办事是灾害医学救援装备科学管理的基础。

2. **完善管理机制，开发和应用先进的管理手段和方法**　管理机制的建立和运行既依赖于物质条件，又有其自身相对的独立性。改革完善灾害医学救援装备管理机制，一方面要注重"硬件"，即管理设备、设施的改进和提高，创造采用先进管理手段和方法的良好物质基础；另一方面更应注重"软件"，即体制、制度、手段、方法的改进和完善，充分利用现有的物质条件提高管理效益。由于救援机构对管理体制、制度的重大改革一般没有决策权，加之财力、物力有限，因此，应根据自己的使命与任务、灾害医学救援装备管理的特点和救援机构的实际条件，以开发、应用先进的管理手段和方法为重点，通过科学发挥各种管理手段和方法的综合效能，完善管理机制，提高管理效率。

（二）制度化

灾害医学救援装备管理的制度化是指建立健全灾害医学救援装备管理的各项规章制度和系统的工作标准，规范和监督全体人员自觉按照制度和标准办事，保证各项管理活动的正常运行。灾害医学救援装备管理制度化的内容主要包括根据灾害医学救援装备不同层次、类别管理活动的需要，建立健全的规章制度，明确各部门、岗位、人员的工作职责、工作程序和行为标准；监督控制各个单位、人员自觉执行规章制度和行为标准；对违反规章制度的行为依法处理等。

1. **强化法制观念，落实以法按制管理**　制定并认真贯彻执行灾害医学救援装备管理方面的条令、条例、规章制度是实现灾害医学救援装备管理制度化的基本途径。

2. **不断完善管理制度**　完善的管理制度是依法管理的基础。若制度不完善，依法管理将因无所遵循而不能全面有效地落实。灾害医学救援装备管理制度具有法律规范的性质，必须保持其严肃性和相对稳定性，不能朝令夕改。但灾害医学救援装备管理制度又必须与实际情况相适应，才能有效发挥其作用。新的历史时期，国际国内形势发生了深刻变化，高新技术灾害医学救援装备的种类和数量不断增加，使灾害医学救援装备状况不断发生变化，这对灾害医学救援装备的管理产生了重大而深远的影响。因此，应以增强灾害医学救援保障能力为标准，以提高灾害医学救援装备管理效益为核心，对灾害医学救援装备管理制度进行相应改革和完善，这是加强灾害医学救援装备管理的一项重要现实任务。

（三）经常化

灾害医学救援装备管理的经常化是指在灾害医学救援装备管理全过程中始终保持管理的连续性和稳定性，对各项规章制度的执行、各个环节的控制、各项具体工作的管理都要做到延续不间断。灾害医学救援装备管理的经常化是使科学化和制度化落到实处的基本保证，是各级领导、各个业务部门、全体管理和使用人员共同的责任。

1. 管理工作纳入机构整体建设的正常轨道　灾害医学救援装备的管理是一项整体性、综合性很强的工作，同时它又是装备建设的一个有机组成部分。要实现灾害医学救援装备管理经常化，首先必须将其纳入国家和地方装备建设的正常轨道，要以灾害医学救援整体建设目标为指导，与各项工作紧密衔接，形成良好的秩序和氛围。

2. 把管理化为自觉行动　随着现代科学技术的发展，灾害医学救援装备的种类和型号不断增加，技术要求越来越高，管理也越来越复杂。如果从对灾害医学救援装备综合管理的角度看，国家和地方卫生部门每一个人都与之有直接或间接的关系，都会不同程度地参与灾害医学救援装备的管理。因此，要实现灾害医学救援装备管理的经常化，不仅要发挥领导、有关部门的积极性，而且要发挥各单位全体卫生专业人员的积极性。要通过经常性的普遍深入的教育，使每个人都牢固树立起"爱装管装"的观念。自觉在思想和行动上使灾害医学救援装备管理的经常化真正落到实处。

3. 做好管理的各个环节、各项具体工作　对灾害医学救援装备从接收到退役、报废全过程的管理是由众多环节和各项具体内容构成的。这些环节和内容既互相联系，又互相制约，哪一个环节或具体工作出了问题，都会对整体造成不利影响。要做好灾害医学救援装备管理的每个环节、每项工作，靠临时性的突击往往达不到好的效果，关键在于坚持经常化。因此各级领导、部门和人员，不论工作忙闲，也不论上级是否检查，都应时时处处坚持执行灾害医学救援装备管理的各项制度和规定，经常检查落实情况，及时发现隐患和问题，采取有力的解决措施。应通过经常化的具体管理工作，保证灾害医学救援装备管理目标的实现，防止出现应急时重视，平时疏于管理的现象。

第三节　采购管理

灾害医学救援装备采购是指灾害医学救援机构选择购买灾害医学救援装备的有关活动。它的基本任务包括编制采购计划（即购置计划）、审价定价、签订合同、验收交付、结算及技术服务等一系列有组织的工作。

灾害医学救援装备采购是连接灾害医学救援装备科研、生产和装备消费的桥梁，通过采购使灾害医学救援装备从生产领域进入使用领域，使灾害医学救援装备的使用价值得以实现，因此，它是灾害医学救援装备现代化建设中的一个重要环节。

一、特点及原则

灾害医学救援装备是特殊商品，其特殊的使用价值和强制其流向武装集团的特殊属性决定了它的采购活动与一般商品相比有很大的不同，其显著的特征为政策性更强、程序更复杂、时限要求更严格。

（一）特点

1. 集中计划性 依据上级主管部门批准下达的采购计划采购；选择供应商或生产企业、签订合同均需装备管理机关批准；采购机构必须经统一领导机构授权才能执行采购任务。

2. 价格限制性 一般商品的销售价格调节受供求关系彼此消长的影响比较大，供大于求时价格趋降，求大于供则价格趋涨。灾害医学救援装备的价格以相对固定价格为主，即以成本为基础，生产和销售利润限制在一定的范围内，价格透明，成本价格要接受军方审计部门的审计。这是一般商品购销过程中所没有的，一般商品只是由购销双方协商达成一致即可，需方是无权审查供方账目的。

3. 订货合同的特殊性 灾害医学救援装备的特殊属性和特殊用途决定了其订货合同的特殊性。灾害医学救援装备订购合同除具有一般经济合同的共性，如必须遵循《中华人民共和国合同法》平等互利、协商一致等以外，与灾害医学救援装备生产合同一样，其还具有优先权，在特殊情况下具有一定的强制性、义务的多重性及合同的保密性，这是一般经济合同所不具备的特性。

4. 采购与科研、技术保障的统一性 灾害医学救援装备采购从制订采购计划开始，就要考虑实际保障和任务需要，考虑采购项目的先进性、适用性、可靠性和维修性，采购过程中又要考虑其经济性，特别是还要考虑技术保障，如备用件、零配件的配套采购，使用操作人员、维修人员的培训和教材编写、使用说明的规范要求等。采购与技术保障的统一性是随着高新技术的广泛应用、产品技术含量的增加、使用操作的技能要求越来越高所产生的必然要求。

（二）原则

1. 统一计划原则 灾害医学救援装备采购应按照上级管理部门下达的采购计划执行。即使遇有特殊情况需修改采购计划时，也要报计划下达部门批准后才能修改。

2. 集中采购原则 灾害医学救援装备采购工作应遵循国家和地方物资采购管理的集中原则，实行综合采购机构集中采购和专业采购机构集中采购相结合的原则，以综合采购机构集中采购为主。单位分散采购也要执行按系统统一管理的原则。

3. 集中支付原则　坚持集中支付原则，就是按照预算管理的级别和经费审批权限，灾害医学救援装备采购资金实行上级财务部门集中直接支付和单位支付结合，视情况而定。

4. 公开透明原则　坚持公开透明原则，就是要统一计划、分工负责、相互制约。采购管理与采购操作相对分开，即灾害医学救援装备主管部门提出需求，上级批准，采购机构实施采购，财务部门集中支付，审计部门实施监督。

5. 安全保密原则　灾害医学救援装备采购既要遵循政府采购制度的基本原则要求，又要考虑灾害医学救援机构所肩负任务的重要性，充分满足灾害医学救援装备的特殊性、保密性、时效性等要求。这种要求不是个人或团体行为，应该是一种国家行为。

二、选型与选择要求

所谓采购选型（市场选型），是指根据相应的要求，对市场上的产品进行筛选，确定采购对象的过程。所谓选择，是指对相关科研机构研制的新产品（在研制过程中已经过选型），根据需要的缓急和装备规划选择当年采购对象的过程。

（一）采购选型的要求

1. 满足任务需求　要依据保障任务、救治范围及医护人员的技术水平选定适合的品种，以充分发挥各方面的功能，有利于灾害医学救援工作的顺利开展。

2. 满足战术技术指标要求　综合任务背景要求，从需要和可能出发，力求使所选产品技术先进、性能稳定、适应性强，相对地做到体积小、重量轻，便于机动和装卸，展收迅速，使用方便，坚固耐用。

3. 满足使用管理要求　所选产品原则上要立足国内、结构简单、设计合理、加工维修容易，便于组织生产和供应管理。

（二）备选产品必备的条件

1. 备选产品应符合国家、地方和军队有关安全、卫生、环境保护的标准要求。

2. 备选产品的制造、验收应具有相应的标准及"三证"（生产许可证、注册证、检验合格证）。

3. 选型单位（购方）对备选产品的设计、制造、验收、质量保证、售后服务及使用技术文件有特殊要求的，应提出相应的标准或标准化原则，与生产方达成一致，在相应的技术文件中予以确认。

（三）采购选型内容

1. 编写《产品市场选型报告》

（1）分析备选产品系列化、通用化、组合化、配套性和接口互换情况。

（2）分析备选产品与设计、制造、验收、质量保证、售后服务标准化情况，特别是产品消耗品、易损件及使用、保养、维修、封存等方面的标准化情况。

（3）提出备选产品为满足使用的特别要求所拟参照执行的标准及剪裁方案，对无适用标准的提出相应的标准化原则。

（4）需要制（修）订标准的清单和工作计划。

2. 进行选型试验　对有些备选产品需要做选型试验才能区分优劣及是否能满足保障需要，为确定是否能适应灾害医学救援机构特定使用环境的产品也应该做选型试验。需先编制《产品选型试验大纲》，依据相关标准或标准化原则，确定试验项目、试验目的、试验条件、评测标准、试验方法、试验大纲、试验记录等；最后起草选型评审意见书，明确选定意见，说明选定产品的名称、规格、型号、生产厂家，说明选定的理由、依据及其同灾害医学救援机构使用的技术指标的吻合程度，报送计划下达部门批准后方可实施。

第四节　维修管理

灾害医学救援装备和其他任何装备一样，由于设计、制造、部件磨损、老化等方面的原因，不可避免地会出现这样那样的故障，出现故障后就要靠维修去恢复装备原有的性能。而要搞好灾害医学救援装备维修工作，就离不开现代化的管理手段。

一、维修的定义

灾害医学救援装备维修包含灾害医学救援装备的（计量）检定和灾害医学救援装备的维修两大内容。检定是指由法定计量技术机构确定与证实测量器具是否符合法定要求的程序。维修又包括维护及修理两部分内容。其中维护是指在保管、使用过程中为保持其完好状态而采取的保养性措施，如调整、擦拭、除锈、紧固、上油、换油、更换消耗件等，其目的是减少装备过早损坏，消除故障隐患。修理主要是指为恢复灾害医学救援装备的原有功能，对损坏或出现故障的灾害医学救援装备所采取的各项保障性措施，如更换元器件、部件或电路板等。

二、维修的意义

灾害医学救援装备品种繁多、结构复杂、自动化程度高、价格昂贵。因此，灾害医学救援装备维修是一项专业性、技术性、科学性及经验性都很强、涉及多学科的复杂的脑力与体力相结合的工作。搞好灾害医学救援装备的维修在平时可延长装备的寿命、延长淘汰与更新的周期，使装备处于良好的工作状态、提高灾害医学救援装备的利用率，提高其社会效益、经济效益及服务民生的水平。实际保障中，可以减少不必要的战斗减员、挽救更多的伤病员。

三、维修方式

维修方式是指维修工作进行的时机和类型。它可分为事后、定时和视情。3 种维修方式各有各的适用范围，究竟采用何种维修方式应视具体情况而定。由于灾害医学救援装备的结构及原理不同，故对维护保养的要求不一样。例如，有不少生化类仪器，其电极、吸液管路、蠕动泵管、电磁泵橡胶碗、进水滤网、滤尘网等都需要定期维护保养或更换。再如，离心机的碳刷需要定期更换,心电图机用的电极(帽)、B 超机的滤尘网需要定期清洁，牙科综合治疗机等仪器用的真空泵需要定期换油等。

对于计量检定来说，其检定方式一般是每年 1 次到卫生单位进行定时检定。对平时送检来要求检定的仪器，应随时进行检定。

（一）事后维修

事后维修指仪器使用到不能使用即出现故障时才进行维修。其优点是部件的工作寿命能得到充分的利用，维修工作量少，能最大限度地避免人为差错和早期故障。它适用于故障率不会随使用时间的增加而增高，或故障规律尚不清楚的装备。其局限性是不能应用于故障将会导致严重后果的维修项目。

事后维修是一种传统的维修方式。目前，我军的灾害医学救援装备大部分仍采用这种维修方式。不管是送修、请人修还是维修小组下去巡修，基本上都属于事后维修。

（二）定时维修

定时维修指按规定的工作期限，不管设备的状态如何，到了规定的期限就进行预防性的定时维修。其优点是维修时间明确、便于组织计划实施，还可以发现早期故障萌芽，延长设备无故障工作时间及仪器的寿命，起到防患于未然的作用，有时甚至能起到事半功倍的作用。这种预防性维修是医疗仪器维修中非常值得提倡及重视的一种。它适用于故障率会随着使用时间的增加而增高的设备或其部件。其不足之处是针对性较差，有可能造成时间及费用的浪费。限于客观条件，这种维修形式在后方医院比较容易实行。

（三）视情维修

视情维修指根据仪器各部件的实际技术状况，通过不间断地观察或定期检查来确定维修的时机。这是在装备的技术状况劣化到规定的下限时将其分解维修，而避免发生故障的一种修理方式。其特征是用状况检控技术定期地或连续地监控装备的技术状况，发现有故障征兆时立即维修。由于灾害医学救援装备种类繁多，又缺少相应的监控手段，这种维修方式目前在灾害医学救援装备维修中的开展还不普遍。

四、维修手段

维修手段是指用于灾害医学救援装备维修的各种工具、仪器、设备及软件。它是实现适当的维修方式、贯彻正确维修思想的重要条件，是实施装备维修工作的物质技术基础，同时也是反映装备维修技术水平的一个重要方面。先进的维修手段不仅对提高维修工作效率、保证维修质量和节约维修经费有直接作用，而且对贯彻维修思想和选用维修方式也有重大影响。

（一）维修工具设备

按用途一般可分为手工具、检测设备、保障设备、修理工艺设备等类。每种均有通用及专用之分。

1. 手工具　是指检查、调整、分解、装配零部件所用的手用工具，如钳子、扳手、螺丝刀、镊子、剪刀、电烙铁及吸锡烙铁等手用工具。

2. 检测设备　是指确定装备技术状况用的测试、测量和诊断（仪器）设备，如三用表、示波器、频率计、逻辑笔、信号发生器、电路在线测试仪等。

3. 保障设备　是指供能、搬运、起重、保温和便于操作用的工具设备，如发电机、搬运车、空压机、电冰箱、氧气瓶、燃气瓶、巡修用汽车等。

4. 修理工艺设备　是指加工、焊接、烘烤等用的机床、电焊机、电钻、烘箱、烤箱，以及浸油、抽真空设备等。

（二）维修工具设备的软件

维修工具设备的软件是指控制用的电子计算机应用软件，如数值计算软件、过程控制系统软件、专家系统软件、杀毒软件等。

（三）计量工作的检定手段

计量工作的检定手段是在检定有效期内的标准器。

五、维修设施

维修设施是指用于灾害医学救援装备维修的建筑物、场所及其配套的设备。它是灾害医学救援装备维修的物质条件，是灾害医学救援设施的组成部分。通常分为通用和专用两类。通用设施是指厂房、维修场地、库房、维修设备等。维修设施通常应具备以下条件：有完成维修工作所需的足够面积和空间，有相应的温湿度、洁净度、防电磁、静电干扰、防汞污染、接地等作业环境。此外，还应有安全防护装置和消防设备，有必要的电源、照明、工作台、水源、气源、通信联络设备等。

维修设施从管理上应建立健全相应的规章制度，并严格遵守；精心维护、定期检查，适时对维修设施进行技术改造与更新；建立、填写、保存好维修设施档案。

计量检定所需的检定设施与维修设施基本相同。但开展水银式血压计检定时，一定要有去除汞污染的设施。

第九章 —————————————————————————

灾害医学救援装备标准化

灾害医学救援装备标准化涉及灾害医学救援装备建设与发展的各方面，其贯穿于技术保障全寿命管理的整个过程，是一项技术性很强的基础工作。了解和掌握标准化的理论和知识，认真贯彻和落实标准化各项工作，这对于促进灾害医学救援装备的技术进步、提高"三化"水平、增强保障能力有重要的作用。

第一节　概　述

一、标准化的基本概念与原理

（一）基本概念

1. 标准的定义　GB/T 20000.1—2014《标准化工作指南 第1部分： 标准化和相关活动的通用词汇》条目 5.3 中对标准的描述为通过标准化活动，按照规定的程序经协商一致制定，为各种活动或其结果提供规则、指南或特性，供共同使用和重复使用的一种文件。

国家标准 GB 3935.1—1983 定义："标准是对重复性事物和概念所做的统一规定，它以科学、技术和实践经验的综合为基础，经过有关方面协商一致，由主管机构批准，以特定的形式发布，作为共同遵守的准则和依据。"

国际标准化组织（ISO）的国家标准化管理委员会（STACO）一直致力于标准化概念的研究，先后以指南的形式给"标准"的定义作出统一规定：标准是由一个公认的机构制定和批准的文件。它对活动或活动的结果规定了规则、导则或特殊值，供共同和反复使用，以实现在预定领域内最佳秩序的效果。

综上所述，标准是为在一定的范围内的重复性事物的概念所作的统一规定。它以科学、技术和实践经验的综合成果为基础，以获得最佳秩序为目的，经有关方面协商一致，由主管管理机构批准，以特定形式发布，可作为共同遵守的准则和依据。

2. 标准的主要含义　上述定义从不同侧面揭示了标准这一概念的含义，主要归纳起来有以下几点。

（1）制定标准的目的是"获得最佳秩序"：是为了理顺关系加强协调，提高效率、质量和效益，使生产秩序、经济秩序、管理秩序、安全秩序等有序化。

（2）制定标准的对象是"活动或其结果"：活动或其结果有许多表现形式，包括生产活动、科学实验活动、社会服务等及其结果，根据不同的标准化对象，可以制定诸如管理标准、方法标准、产品标准，以及术语、代号、符号标准等。

（3）制定标准的基础是"科学、技术和经验的综合成果"：制定标准是对科学研究的新成就、技术进步的新成果和社会实践中积累的先进经验加以分析结合、概括、加工提炼，并予以规范化的过程。标准来源于社会实践又高于实践、指导实践。标准是一定社会、一定历史阶段整体先进技术水平的体现。

（4）制定标准的程序和方式必须是 "经协商一致制定"，必须是"经一个公认机构的批准"：标准不是少数人的主观意志，标准是科研、生产、使用、管理等方面充分协商一致的产物，是社会各方面利益的集中体现，反映了全局利益。各方面协商一致有利于保证标准的科学性和民主性，便于标准的贯彻实施。

标准的制定有一套严格的工作程序和审批制度，这是由标准的形成、规律和其自身法规特性所决定的，体现标准文件的严肃性。标准必须经一个公认的机构批准，以增强其权威性，有利于标准的实施。

（5）标准是科研、生产、使用、管理等部门"共同的和重复使用的规则、导则或特性的文件"：标准是一种规范性的文件，是为各种活动或结果规定规则、指导原则或特性要求的文件。标准应能共同使用、重复使用，只有这样才能最大限度地发挥标准的作用，提高标准化的效率和效益。

标准是一个庞大而复杂的系统。目前，我国比较通行的分类方法有层级分类法、性质分类法和对象分类法。层级分类法是将标准系统的结构要素（标准）按照其发生作用的有效范围进行划分，如国际标准、国家标准、行业标准、地方标准等。性质分类法是按标准的属性加以分类，如技术标准、经济标准和管理标准等。对象分类法是按照标准化对象而进行的分类，如产品标准、工作标准、方法标准、基础标准等。这三种分类法之间存在着相互补充、相互为用的关系。

3. 标准化的定义　我国国家标准 GB20000.1—2002《标准化工作指南 第 1 部分：标准化和相关活动的通用词汇》中规定：标准化是"为了在一定范围内获得最佳秩序，对现实问题或潜在问题制定共同使用和重复使用的条款的活动"。并有两条标注："1.上述活动主要包括编制、发布和实施标准的过程；2.标准化的主要作用在于为了其预期的目的改进产品、过程或服务的适用性，防止贸易壁垒，并促进技术合作。"同样，这个定义也是 ISO 和国际电工委员会（IEC）对《ISO/IEC 导则 2：1996》中对标准化的定义。标准化与标准相比多一个"化"字，标准的定义明确了，标准化也就好理解了。标准是规范性"文件"；标准化指的是制定标准、实施标准的一系列"活动"，如标准的制定依据标准所进行的培训、检验检测、认证、监督抽查等。简单来说，标准化是有目的地制定、发布、实施标准的活动。

4. 标准化的主要含义　标准化工作的目的是为了使经济、技术、科学及管理等社会活动获得最佳秩序和社会效益。

标准化是一个活动过程，主要包括制定标准、发布标准和贯彻实施标准。通过标准化活动，实现对共同性、重复性活动或结果的最佳统一，推动科学技术进步和国家经济建设、国防建设的发展。

标准化对象主要指能解决的实际的或潜在的问题，主要是产品、技术、生产活动和科学技术活动等。

标准化对象应能够共同使用、重复使用，开展标准化需要相应的投入，重复使用才能提高效益。

（二）对标准化的理解

标准化涉及国民经济的各个行业，深入到所有的科学技术领域，是现代管理科学、综合性技术科学的重要组成部分。

1. 标准是标准化的核心，标准化的目的和作用是通过制定和贯彻实施具体的标准实现的，所以制定、贯彻实施和修订标准是标准化的基本任务和主要工作内容。

2. 标准化是一个周而复始，螺旋上升的活动过程，标准化就是在这一循环周期中上升和提高的。

3. 标准化的效果只有在标准实施后才能表现出来。

4. 标准化是个相对的概念，标准化在深度和广度上是没有止境的。标准化的过程是一个由非标准到标准，再到非标准，又到标准的相互转化的过程。今天实现了标准化的事物，经过一段时间后会突破原先的规定，成为非标准化的事物，需要再对它制定新的标准。这种转化过程是否定之否定规律在标准化过程中的表现。

5. 标准化的目的是获得最佳秩序和社会效益。标准化活动必须考虑全局利益，全局可以分别代表国家、地区或行业，在军队就是指全军的范围。全局利益是建立在局部利益的基础上的，没有局部利益，也就不存在全局利益。因此，当标准化对象涉及的单位较多时，应使有关单位都能得到相应的利益。

（三）标准化的主要作用

标准化是社会化大生产的必要条件。尤其在全球经济一体化的大环境下，标准化的地位和作用尤为突出。标准是实现社会化大生产统一与协调的手段。

1. 标准化有利于专业化协作生产的巩固和发展。

2. 标准化有利于促进产品的合理发展，使社会需要得到更好的满足。

3. 标准化有利于推动科学技术新成就的广泛应用，促进社会生产力全面提高。

4. 标准化有利于提高产品质量，保护消费者和生产者的正当权益。

5. 标准化是加强国际经济技术和科学文化交流的桥梁。

6. 标准化有利于促进对自然资源的合理利用，保护生态平衡，维护人类社会当前和长远的利益。

7. 标准化有利于建立社会生活的正常秩序，保护良好的工作和生活环境。

（四）标准化的基本原理

标准化的基本原理可以用"统一、简化、协调、最优"8个字来概括。它们的关系可简单归纳为经过协调，以实现最佳的统一和简化。协调是基础，统一是目的，简化和最优是统一、协调的原则及依据。这种关系适用于标准的制定和贯彻实施过程。

1. 统一原理　是指为了保证事物发展所必需的秩序和效率，对于事物的形成、功能或其他特性，确定适于一定时期和一定条件的一致规范，并使这种一致规范与被取代的对象在功能上达到等效。也就是说，从某种事物的多种表现形态中选择或确定一种，控制该事物在一定时期内保持一致。

（1）统一原理的基础：是被统一的事物在其形式、特征、效能等方面必须存在的可归并性。统一可在一定范围、一定程序、一定级别、一定水平、一定时间中实现。统一原理的基本思想如下。

1）统一的目的是确定标准化对象的一致规范，保证事物发展所必需的秩序和效率。

2）统一的原则是功能等效，从一定的标准化对象中选择确定一致规范，应能包含被取代对象所具备的必要功能。

3）统一是相对的、确定的一致规范，只适用于一定时期和一定条件，随着时间的推移和条件的改变，旧的统一由新的统一代替。

（2）统一原理的应用范围：统一的对象是多样性、相关性的重复事物。在全社会范围内，需要统一的事物很多，若具体的对象不同，则统一程序、统一的深度和广度也是不同的。有的需要全局统一，范围大，应制定国家标准，如概念信息方面的术语、符号、计量单位、图形、代码、有的只需要局部的、小范围的统一。

（3）统一的时机和条件：统一是事物发展到一定规模、一定水平时，人为地进行干预的一种形式。干预的时机是否恰当对事物的发展有决定性影响。如果统一过早、过迟，则必然造成很大的损失。选择统一时机时必须借助检测技术和经济效果分析，结合经济技术的发展规划和趋势的研究，才能做出比较正确的判断和决策。统一的时机就是标准化对象的标准编制时机。

标准是一定时期社会需求和生产技术水平的反映，是矛盾的辩证统一。矛盾始终处于运动之中，所以，统一只能是暂时的、相对的。经过一定时期，统一会被突破，又要进行新的统一，这就是修订标准的时机。

统一的首要条件是等效，即把同类对象归并起来以后，被确定的"一致性"与被取代的事物之间必须具有功能上的等效性。在众多的标准化对象中选择或确定一种而淘汰其余对象时，被选择或确定的对象所具备的功能应包含被淘汰的对象所具备的必要功能。

（4）统一的形式：在进行标准化对象的统一时，其选择或确定的形式主要有以下四种。

1）选一式：具有同一功能要求的事物有多种形式，只选择或确定一种形式。

2）融合式：事物有多种形式，经过取长补短，融合成一种形式。

3）局部统一：功能相近的不同事物或不同事物中功能相同的部分经过统一达到互相置换的目的。

4）创新式：一种具有功能的事物随科技水平的提高，及时以新的统一形式代替旧的统一形式。

无论用哪一种形式统一，必须使统一后的结果保持其先进性。

在编制标准的过程中，应先确定统一的原则和方法，对统一的内容、范围和程度进行充分论证。确保标准化对象的科学合理。对于卫生装备标准来说，在什么范围内统一，统一到什么程度和水平，取决于客观的需要和可能。一般来说，凡已有国家军用标准的，就不应再制定新的军用标准，如现行国家军用标准不完全适用，可提请修订。凡现行国家军用标准或部颁标准满足军用要求的，应贯彻实施。凡军民能通用的应尽量利用民用标准，以利于和平时期民转军用或军转民用的需要，达到军民先进技术互相移植，互相促进，为国家和国防现代化服务的目的。

2. 简化原理　是指为了经济有效地满足需要，当具有同种功能的标准化对象的多样性的发展规模超出了必要范围时，即应剔除其中多余的、低效能的、低功能的环节，保持其构成精简、合理，使其总体功能、效率处于最佳状态。

（1）要素

1）简化的目的是经济，使之更有效地满足需要。

2）简化的原则是从全面满足需要出发，保持整体构成精简合理，使之功能、效率处于最佳状态。

3）简化的基本方法是对处于自然状态的对象进行科学的筛选提高，剔除其中多余的、低能的、可替换的环节，精练出高效能的可满足全面需要所必要的环节。

4）简化的实质不是简单化而是精练化，其结果不是以少替多，而是以少胜多，以质胜量。

（2）应用范围：可用于对所有标准化对象的分析，如产品品种简化、结构简化、工艺过程简化、操作方法简化、管理程序简化、管理方法简化等。对产品来讲，通过简化就是淘汰多余的、重复的、不合理的，使其构成精练合理，以有限的品种、规格满足广泛的要求。

（3）简化的原则

1）必要性原则：简化不能缩减和盲目限制多样性，只能去掉同类事物中多余的、重复的和低功能的环节，不能去掉必要的功能和强的功能，也就是说只有当多样性的发展规模超出必要的范围时才允许简化，只有这样，才能有效地达到使事物功能增加、性能提高的目的。

2）合理性原则：简化结果必须达到功能最佳，是衡量简化是否精练、合理的唯一标准。

简化的产品品种、规格应能形成系列，系数系列应符合优先数的要求。

简化在卫生装备标准化中的应用形式较多，主要包括：①通过参数系列化来实现装备和原材料的品种规格的简化；②简化产品零部件，尽可能地利用标准件、通用件，从而降低成本、提高质量、提高装备品的可靠性和互换性；③简化结构要素，提高可维修性和保障性。

3. 协调原理　　是在一定的时间和空间范围内，使标准化对象内外相关因素达到平衡和相对稳定的原理。

（1）要点

1）协调的目的在于使标准系统的整体功能达到最佳并产生实际效果，发挥其最理想的功能。

2）协调的对象是系统内相关因素及单位与外部相关因素。

3）相关因素之间需要建立一致关系、相互适应关系、相互平衡关系，为此必须确定条件。

4）协调必须采用有效方式。

（2）协调的作用：协调是管理的基本职能之一，贯穿于标准化活动的全过程。协调的作用是使系统在相关因素的连接上建立一致性。先进的工艺方法、合理的结构设计、最佳的参数和技术指标，以及正确的管理方法，都是系统内外最佳协调的结果。协调原理应用的范围非常广泛，几乎涉及所有标准化对象。协调的重要内容是标准化对象诸要素间的协调和标准化对象与外部相关因素之间的协调。

（3）协调的一般原则

1）外部条件与内部因素相结合：制定标准时，要把标准化对象内外各种相关因素综合起来分析确定。例如，制定卫生技术车辆标准时，除考虑车辆自身固有的技术因素外，还应考虑环境影响、技术支援等因素。

2）近期利益与长远利益相结合：制定标准既要考虑当前利益，更要符合长远利益。如果采用的方案对目前和将来都有利，当然是理想的。但往往出现的情况是采用的方案对目前不利，而对长远有利，这样的方案也应该认为是合理的、可取的。

3）局部利益与整体利益相结合：有些标准从整体考虑时效果好，很合理，而从局部考虑，可能效果不大，甚至会受到某些损失。这时就要从整体出发，局部服从整体。

协调原理在军用标准化方面的应用很广。例如，军用集装箱运输系统的各环节中如果有一个环节协调不好，就会发生阻塞，中断运输环节。所以，集装箱的运输存在大系统的协调问题，涉及运载工具系统、公路运输系统、铁路运输系统、内河运输系统、海、空运输系统等，集装箱的尺寸和重量的规定受到这些系统的制约。因此，制定集装箱标准时要与这些系统协调，各系统间也要协调。

协调原理在卫生装备标准化方面的应用也很广泛。例如，编制卫生装备标准体系表就是对各相关标准系统进行协调的一种非常有效的做法。通过编制标准体系表，把在一定范围内共同起作用的全部标准按其内在联系组成科学的有机整体，从而形成标准体系，可以提高对规定范围内标准体系所包括各领域和各对象应有的完整性，使标准间和标准系统之间保持协调一致，这对推动和指导卫生装备标准化工作的全局展开具有重大意义。

4. **最优原理**　是指按照特定的目标，在一定的条件限制下，以科学、技术和实践经验的综合成果为基础，对标准化对象的结构、形式、规格、性能参数等因素及其关系进行选择、设计和调整，使之达到最理想的效果。

（1）要点

1）最优的目的是达到特定目标的要求，确定目标是最优的出发点。如果有多项目标，应分清主次，确定优先顺序。

2）标准受系统内外和相关因素等条件制约，当优化建立在条件许可的范围内和相关因素协调平衡的基础上时，其结果才是现实可行的和可以接受的。

3）最优应当以科学技术和实践经验的综合成果为基础和依据。

4）优化的基本方法是在定量分析和定性分析相结合的基础上，对方案进行选择、设计、评价、比较和决策后建立的。

（2）一般程序

1）确定目标：从整体出发，提出最优目标及效能准则（衡量目标的标准）。

2）搜集资料：整理并提供必要的数据和给定一部分约束条件。

3）建立数学模型：在充分了解情况的基础上，找出反映问题本质因素的数学模型和逻辑框图。

4）计算：对若干可行方案加以比较，求解数学模型。

5）分析、评价与决策：在方案分析、评价、鉴定的基础上，提出最佳方案，由执行部门选定决策。最优原理是从标准化对象的统一、简化、协调后的多种可行方案中选择并确定最佳方案或求解最优解答。

最优原理的应用在卫生装备标准化工作中是十分重要的。例如，在发展工程型号装备时，既要控制品种规格，保证装备统一、通用、实用，又要提高装备的质量和性能满足使用要求。这就需要运用最优原理去解决问题。

总之，统一原理、简化原理、协调原理和最优原理在标准化活动中有着密切的联系，它们互相渗透、互相依存、共同促进。卫生装备是一个庞大而复杂的系统，对于不同的对象、目标，应根据不同的要求侧重不同的原理。

二、标准的种类

于1988年12月29日中华人民共和国第七届全国人民代表大会常务委员会第五次会议通过并于1989年4月1日起施行的《中华人民共和国标准化法》将标准划分为4种6类，即国家标准（含强制性和推荐性2类）、行业标准（含强制性和推荐性2类）、地方标准（一般为推荐性）、企业标准（一般为推荐性）。各层次之间有一定的依从关系和内在联系，形成一个覆盖全国又层次分明的标准体系。具体定义如下所示。

（一）国家标准

对需要在全国范围内统一的技术要求，应当制定国家标准。国家标准由国家标准化管理委员会编制计划、审批、编号、发布。国家标准代号为 GB 和 GB/T，其分别代表强制性国家标准和推荐性国家标准。

（二）行业标准

对没有国家标准又需要在全国某个行业范围内统一的技术要求，可以制定行业标准，作为对国家标准的补充。当相应的国家标准实施后，该行业标准应自行废止。行业标准由行业标准归口部门编制计划、审批、编号、发布、管理。行业标准的归口部门及其所管理的行业标准范围由国务院行政主管部门审定。部分行业的行业标准代号如下：汽车——QC、石油化工——SH、化工——HG、石油天然气——SY、有色金属——YS、电子——SJ、机械——JB、轻工——QB、船舶——CB、核工业——EJ、电力——DL、商检——SN、包装——BB。推荐性行业标准在行业代号后加"/T"，如"JB/T"即为机械行业推荐性标准，不加"T"表示为强制性标准。

（三）地方标准

对没有国家标准和行业标准而又需要在省、自治区、直辖市范围内统一的要求，可以制定地方标准。地方标准的制定范围：工业产品的安全、卫生要求；药品、兽药、食品卫生、环境保护、节约能源、种子等法律、法规的要求；其他法律、法规规定的要求。地方标准由省、自治区、直辖市标准化行政主管部门统一编制计划、组织制定、审批、编号、发布。

（四）企业标准

企业标准是对企业范围内需要协调、统一的技术要求、管理要求和工作要求所制定的标准。企业产品标准的要求不得低于相应的国家标准或行业标准的要求。企业标准由企业制定，由企业法人代表或法人代表授权的主管领导批准、发布。企业产品标准应在发布后 30 日内向政府备案。此外，为适应某些领域标准快速发展和快速变化的需要，我国于 1998 年规定在四级标准之外，增加一种"国家标准化指导性技术文件"，作为对国家标准的补充，其代号为"GB/Z"。指导性技术文件仅供使用者参考。

2015 年国务院印发的《深化标准化工作改革方案》（国发【2015】13 号）指出，"通过改革，把政府单一供给的现行标准体系，转变为由政府主导制定的标准和市场自主制定的标准共同构成的新型标准体系。政府主导制定的标准由 6 类整合精简为 4 类，分别是强制性国家标准和推荐性国家标准、推荐性行业标准、推荐性地方标准；市场自主制定的标准分为团体标准和企业标准""在标准制定主体上，鼓励具备相应能力的学会、协会、商会、联合会等社会组织和产业技术联盟协调相关市场主体，共同制定满足市场和创新需要的标准，供市场自愿选用，增加标准的有效供给。在标准管理上，对团体标准不设行政许可，由社会组织和产业技术联盟自主制定发布，通过市场竞争优胜劣汰。国务院标准化主管部门会同国务院有关部门制定团体标准发展指导意见和标准化良好行为规范，对团体标准进行必要的规范、引导和监督。在工作推进上，选择市场化程度高、技术创新活跃、产品类标准较多的领域，先行开展团体标准试点工作。支持专利融入团体标准，推动技术进步""政府主导制定的标准侧重于保基本，市场自主制定的标准侧重于提高竞争力。同时建立完善与新型标准体系配套的标准化管理体制"。

三、 标准化

灾害医学救援装备是应急救援装备的重要组成部分，是实施紧急医学救援的物质基础。灾害医学救援装备标准化是为提高紧急医学救援能力服务的，是我国标准化的一个组成部分。因此，标准化的原理、原则和方法同样适用于灾害医学救援装备标准化。它是通过制定、发布和实施相应的标准，在灾害医学救援装备建设领域达到统一和协调，建立最佳秩序，以获得最佳社会效益和经济效益。主要表现形式有简化、统一化、系列化、通用化和组合化。

（一） 标准化的对象

1. 涉及的领域及范围　灾害医学救援涉及医疗救护的各个方面，是综合性和协调性要求都很高的工作。灾害医学救援装备是实施紧急医学救援的物质基础和基本条件，灾害医学救援装备标准化是贯穿紧急医学救援装备保障与技术保障的各个方面及全过程的工作。也就是说，凡是紧急医学救援保障所涉及的问题，都会涉及灾害医学救援装备标准化问题。从技术上讲，标准化涉及组织指挥、伤员寻找、伤员急救、后送、诊断治疗、防疫、防护、综合技术支援等技术与任务、装备的各个方面。从救援管理体制上讲，标准化涉及研究、生产、采购、运输、储备、使用、退役的全寿命过程。随着高新技术的发展与应用及我国医疗卫生工作现代化发展，标准化的范围还将随之扩展，以适应科学技术进步的要求。

2. 内容　灾害医学救援装备标准是国家、行业或团体标准的一部分。它涉及国家医药卫生领域有关灾害医学救援装备的科研、生产、使用、管理等范围，与其他装备类标准密不可分，协调统一。

灾害医学救援装备标准的数量大、种类繁多，是一个复杂的系统。按标准体系的内容特征、使用的约束程度进行分类，灾害医学救援装备标准可分为以下两类。

（1）综合类技术标准：是为实施紧急医学救援技术保障任务而制定的标准，是目前灾害医学救援装备标准化的主要对象。这类标准对灾害医学救援装备具有重要的直接意义和广泛的影响，包括综合性基础标准、型谱标准、通用规范和产品规范等，涉及国家医药卫生装备管理、科研、生产、使用的各个方面。

（2）管理类标准：是为管理部门实行科学化、规范化管理而制定的标准，这类标准对提高工作效率、保证工作质量、改善协作关系、发挥各级的积极作用十分重要，是促进各项工作走向现代化的重要手段。其主要包括工作标准、方法标准、供应标准、维修标准、基数标准、计量标准等。

3. 分级与类型

（1）根据国务院印发的《深化标准化工作改革方案》及灾害医学救援装备标准涉及的专用领域、作用对象、重要意义、适应范围的不同，灾害医学救援装备标准分为强制性国家标准、推荐性国家标准、推荐性行业标准、推荐性地方标准、推荐性团体标准和企业等级别，并按照国家相关文件，执行标准制定和颁布级别。各个级别的标准之间可以相互转换，可在论证报告中提出标准级别的相关建议，由上级下达的任务书确定。

（2）根据灾害医学救援装备标准的特性，综合考虑标准化的目的或作用及标准的性质和编写格式的要求，从标准化文件编写的技术出发，灾害医学救援装备标准可分为4种类型，即装备技术标准、装备技术规范、装备管理规范、指导性技术文件。

1）装备技术标准：是指为满足医学救援需要，对救援活动和技术管理中的过程、概念、程序和方法等内容规定要求的一类标准。例如，用来规定标准术语、定义、标志、代码品种规格的控制要求，标准分类及命名、系列、标准程序、工作方法等。又如，灾害医学救援装备技术标准术语、装备技术标准通用规范、装备技术标准定型试验规程、伤病员抢运工具系列型谱等。

2）装备技术规范（装备标准）：是指为支持装备订购对象应符合的要求及其符合性判据等内容而制定的一类标准。这类标准主要用来规定产品或服务事项的基本要求和规定这些要求要得到满足所应使用的必要检验程序、规则和方法等。其目的主要是保证产品或服务事项的适用性质量。这种类型的标准所规定的产品包罗万象，复杂程度也极其不同，小至止血带，大至医用方舱。按照涉及对象的大小、所要求的完整程度或是否能独立使用分为通用规范、相关详细规范和详细规范。

A.通用规范：规定一类或几类订购对象的共性要求和验证方法，可同相关详细规范一起使用，或用于指导型号规范编写。

B.相关详细规范：规定具体材料、零部件、元器件或设备等订购对象的个性要求和验证方法，并同通用规范一起使用。所谓个性要求，是指通用规范所没有规定的要求。通用规范和相关详细规范是互补的关系。

C.详细规范：用来规定一种或数种型式订购对象的全部要求和验证方法，并能独立使用。详细规范与其他规范之间没有层次关系或依附关系，也没有互相补充或限定关系。在实际使用时简称规范。

3）装备管理规范：是指为支持装备使用部门如何规范化使用灾害医学救援装备程序、方法等一系列标准的总称。其目的主要是保证装备按队伍建设标准在品种和数量上有编配要求，在科学使用和定人、定车、定装、定位等管理上及人装模块化组合等方面有规范化要求，做到快速拉动、快速部署、快速展开、快速扯收，同时确保装备在维护、使用、保养等方面有章可循。例如，帐篷式医院运用标准、某级救援队伍装备配备标准、装备维护保养报废等规范等。

4）指导性技术文件：为医学救援技术和技术管理等活动提供有关资料或指南的一类标准，如卫生装备技术文件编写规则。

（二）标准化的特点

灾害医学救援装备标准是灾害医学救援装备科研、生产、使用和管理的共同技术依据。从其标准化的实践过程来看，它除了具有标准化的一般特点外，还具有以下特点。

1. 涉及领域的广泛性　灾害医学救援装备属于诸多学科与新技术构成的边缘学科。其标准化的对象除了包括伤病员运输与救治、医疗保健外，还涉及卫生防护、卫生防疫等不同的医学领域。另外，从灾害医学救援装备使用的环境来看，除了需要满足一般环境需求外，还要满足高空、高山缺氧、海上岛礁、深水高压、沙漠酷暑、湿热丛林等条件的需要。

2. 依存性　灾害医学救援装备标准化涉及面广，必须在加快国民经济和国防建设标准化的基础上，根据灾害医学救援装备的特点，依据紧急医学救援保障建设的需要，有选择、有重点、有计划地投入人力、物力、财力，才能实现标准化的目的。

3. 协调性　灾害医学救援装备标准化的发展应与国家、行业和地方标准化的方针、政策、法规统一协调。积极采用国家、行业、地方、团体、企业标准化的成果并与之协调一致，加强政府引导，强化市场作用，统一和谐，只有这样，才能发挥更好的作用，获得最佳的效益。

第二节　标准化的意义与作用

我国灾害医学救援装备的标准化工作刚刚起步，目前灾害医学救援装备标准化体系尚属空白状态，个别标准如涉及心电图机等仪器设备的标准虽有使用，但主要适合于医院内，不符合现场救援要求，如复杂气候环境和极端地理环境下的现场救援等，因此，开展灾害医学救援装备标准化研究意义重大，也非常迫切。

一、能全面推动技术发展

标准化作为现代化的一种重要标志，在灾害医学救援装备建设、维护国家安全及民生保障中具有重要的地位和作用。灾害医学救援装备标准化作为国家标准化的一部分，涉及灾害医学救援装备建设与发展的各方面，其标准化的发展与技术水平在一定程度上反映了灾害医学救援装备技术的现代化程度。

二、能有效地保证和提高产品的性能质量

（一）标准规定

标准规定包括产品质量指标、包装、储运、安全等技术要求及检验方法等。因此，标准是衡量产品质量、尺寸的依据。在产品生产全过程中，从原料进厂到成品

验收，如果按标准控制，产品质量一定能够得到保证。

（二）产品研制

按照标准、规范规定的性能指标及方法去设计、制造和试验，就能保证新产品的性能建立在先进的技术水平和可靠的基础之上，从而使产品质量提高得到保证。

（三）贯彻质量标准

强化对灾害医学救援装备产品质量保证体系的认证，完善质量保证措施，对保证提高产品质量有重要意义。近年来，在灾害医学救援装备生产过程中，通过采取对企业质量保证的认证考查，建立相对稳定的生产基地，确保质量。

三、能促进品种合理发展，提高"三化"技术水平

灾害医学救援装备发展过程中需要做的工作较多，其中一个比较重要的方面就是合理控制装备品种规格，发展关键装备和技术，提高通用化、系列化、组合化水平。制定和宣传贯彻标准可以有效地解决这方面的问题，达到简化、通用、成系列、可组合的目的。

四、能缩短研制周期，提高生产效率

在研制过程中开展标准化工作，可以充分继承已有的技术成果，采用标准件、通用件和外购件，运用组合化的设计原理和各种典型的计算方法，可以节省各种零部件及工装的设计工作量，节省生产加工时间，降低研制成本，缩短研制周期，提高生产工作效率。例如，据有关资料报道，美国研制 F-15 战斗机时，仅在设计中采用标准图样这一项就节约 1500 万美元。生产一架飞机采用标准紧固件可节约 12.8 万美元。我国在研制××航天火箭发动机过程中，按照标准规定的程序进行，节约经费 700 多万元。另据有关资料估计，若一个产品的标准化系数达到 40%，生产周期可以缩短 30%或更多。

五、能明显增强综合技术保障能力

高新技术在灾害医学救援装备上的运用对技术基础工作提出了新的要求，以快速、准确、有效、节约地实施综合性救援保障。开展标准化工作能简化备件供应、简化培训、缩短装备维护和修复时间，加快装备重新投入使用的过程，可以提高综合性保障能力。

1. 通过制定和贯彻有关标准，使卫生装备科研、采购、使用、维修等全寿命过程有规范可遵循，这是科学管理的需要，也是技术发展的要求。从特定角度看，标准化就是保障力、战斗力。

2. 通过制定和贯彻有关标准，可以科学、合理地减少品种、规格、型号，对装

备采购、储备、运输、管理及供应带来极大方便，也便于机械化自动化作业。

3. 搞好标准化，减少装备品种数量，方便救援队伍使用管理，可减少战储，提高维修性和可靠性。

4. 通过制定和贯彻有关标准，可在全国范围内统一装备技术体制，提高各级救援队伍互联互通的能力。

5. 标准化工作有利于加快标准化自身的建设和发展，推动"三化"工作的进程。

第三节　通用化、系列化、组合化

通用化、系列化、组合化（模块化）简称"三化"，是标准化的三种实施途径，也称为标准化的三种形式或方法。推行"三化"是灾害医学救援装备发展的一项基本政策，也是灾害医学救援装备标准化的技术措施，具有重要的作用和深远的意义。

一、基本概念、内容与方法

（一）通用化

1. 定义及内涵　通用化指同一类型不同规格，或不同类型的产品和装备中结构相近的设备或零部件，经过统一以后可以彼此互换的一种标准化形式或方法。具体到灾害医学救援装备系统，通用化的对象是指灾害医学救援装备系统内各分系统、设备、组件、零部件、结构、设计等，这里所说的分系统和结构设计应具有相对独立的功能和结构，在同类装备中可彼此互换和通用。

通用化是在互换性的基础上，通过简化和最优化来实现的。互换性指的是不同时间地点制造出来的产品或零件不必经过任何改变和修整就能任意替换使用的性质或能力。

互换性包括功能互换性和几何互换性，只有同时具备这两种互换性的产品，才能做到完全互换或替代，即通用。

2. 目的

（1）最大限度地减少设计和制造过程中的重复劳动。

（2）便于在使用中实现技术保障。在同一类型不同规格的装备间，或不同类型的装备或产品间，总会有相当一部分组件、零部件的用途相同，结构相近。当其中某一种可以代替另一种时，经过统一化就实现了互换性。因此，制造出一种产品之后，再设计和制造另一种新产品时，工作量就可减少。同时还能简化管理或缩短设计试验周期，提高专业化水平。

3. 类型

（1）继承型通用化：选择已有的单元用于新研制的系统。

（2）开发型通用化：通过对未来需求的预研，开发新的通用单元，用于代替或更新已有系统中的老单元或用于研制新的系统。

4. 实现通用化的一般方法

（1）对标准化对象进行需求分析和现状分析，建立通用化的资源库，如装备品统计表、零部件或结构要素统计表等，然后开发新的通用单元。

（2）对产品系列进行设计时，要全面分析该系列结构、零部件的共性与个性，从中优选出通用结构和单元，再根据需要发展成标准件。

（3）对已有装备（产品）进行改型时，要最大限度地将可以通用的零部件作为通用件使用，以提高继承性。

（4）在单独设计某种装备（产品）时，应充分利用已有的通用单元；设计新的结构和零部件时，要考虑如何使以后的产品便于使用。这是通用化的重要环节和基本方法。

5. 系数　其以系列装备中不同规格的所有装备品为对象。在实际使用过程中，常用产品的标准化系数反映通用化程度。标准化系数指产品所采用的标准件（含自制、外购）在构成该产品的全部零件、部件、组件中所占的比例。产品的标准化系数可分为件数系数和品种系数。

（1）标准化件数系数的计算公式。

$$标准化件数系数 = \frac{标准件件数}{零、部、组件总件数} \times 100\%$$

（2）标准化品种系数的计算公式。

$$标准化品种系数 = \frac{标准件品种数}{零、部、组件总品种数} \times 100\%$$

（二）系列化

1. 定义及内涵　系列化是对同一类产品的一组产品同时进行标准化的一种形式。具体到灾害医学救援装备系统，系列化的对象是同一类装备中各装备的功能和作用基本相同，但规格形式存在有序差别的一组装备。这种差别的划分主要包括两方面：一方面是按作业能力划分系列；另一方面是按用途划分系列。这两方面相互交叉，构成了卫生装备的网状系列分布，如救护车系列构成，按作业能力分类有大型救护车、中型救护车、轻型救护车，按用途分类有运输型救护车、急救型救护车等。

系列化是卫生装备的高级形式，实行系列化一方面要合理简化装备的品种规格，精简一些重复、近似或技术落后的产品，以最小的品种满足我国各级医学救援机构保障的需求。另一方面要开发新的型号、规格，使其构成品种齐全、数量适宜、结构和功能最优的装备体系。系列化中的每一规格的产品都应具有一定范围的通用性。因此，系列化是对同类产品在纵横方向上综合地进行标准化。

2. 种类　从形成系统产品的途径看，系列化可分为以下三型。

（1）整顿型：对原有品种规格进行压缩、整顿，保留合理部分，形成系列产品。

（2）预研型：预测需求和发展趋势，编制产品系列型谱（标准），并以此为指导研制和开发系列产品。

（3）综合型：将整顿现有老产品和预测、研制新产品两种方式相结合，形成新的系列产品。

系列化的方法对灾害医学救援装备的发展是非常有意义的。为了满足各种灾害医学救援装备类型、规格的需要，其零件、部件、设备直至装备都有必要系列化。

3. **主要内容与方法**　系列化的主要内容是制定产品基本参数系列标准、编制产品系列型谱和开展系列设计。

（1）制定产品基本参数系列标准：产品的基本参数是产品基本性能或基本技术特征的标志，是选择或确定产品功能范围、规格尺寸的基本依据。产品基本参数系列标准是编制产品系列型谱和开展系列设计的基础，是系列化的首要环节。

产品的基本参数按其特性可分为性能参数与几何尺寸参数。性能参数指表征产品的基本技术特性的参数，如汽车载荷、发动机功率等。几何尺寸参数指表征产品的重要几何尺寸的参数，如方舱的外形尺寸。

在一个产品的若干参数中，起主导作用的参数称为主参数或主要参数。

产品的性能参数与几何尺寸参数间，主参数与其他参数间，一般存在某种内在联系和规律性，通过数量、统计方法分析是可以用数字方法表达这种内在联系和规律性的。

（2）编制产品系列型谱：产品系列型谱是根据需要及对国内外同类产品的现状和发展前景进行广泛分析与预测，除对基本参数按一定数列做出合理安排或规划外，还对结构型式进行规定或统一，并以简明图表将基型产品和变型产品的关系及品种发展的总趋势反映出来，从而形成一个简明的品种系列表，以指导现有产品的整改，有计划地进行新产品的开发，从而达到产品的通用化和结构的标准化。

（3）开展系列设计：系列设计是产品系列化的重要环节，系列中的基本参数和型谱中的形式、品种、规格等，只有通过系列设计才能获得。

进行系列设计，首先在系列内选择代表性强、规格适中、用量最大、生产普遍、结构先进的型号作为基型产品，通过全面分析对比后，再选出有代表性的产品作为基型产品。在选好基型产品后，做横向和纵向扩展确定变型产品，对变型产品与基型产品进行统一设计，可有效地提高通用化程序。

（三）组合化（模块化）

1. **定义及内涵**

（1）组合化：是按照标准化的原则，设计并制造出若干组通用性较强的单元，根据需要拼合成不同产品的一种标准化形式。组合化的特征是通过系列化的单元组合为物体，这个物体又能重新组装成新的结构，从而使系列化单元可以多次重复利用。

（2）模块化：是在组合化的基础上发展起来的新型标准化型式。它的产生和出现与当今经济技术的发展有密切关系，具有综合通用化、系列化、组合化特点，能解决更复杂系统类型多样化、功能多变的标准化高级型式。本章从卫生装备的实际出发，对组合化与模块化进行综合阐述。

2. **主要内容** 合理地选择划分灾害医学救援装备的结构和功能，使具有相对独立结构和功能的部分分离出来，通过对接口的规范化处理，设计并生产出便于组合的标准化模块或标准单元。这些模块和单元又称组合元，这些组合元可分、可合、可互换。标准化模块内容较多，按适应范围分为通用模块、专用模块和标准模块；按功能分为基本模块、辅助模块和扩充模块；按物理特性分为电气模块、机械模块和机电模块；按表现形式分为硬件模块、软件模块等。

确定组合元的程序，大体是先确定其应用范围，然后划分组合元，编排组合型谱（由一定数量的组合元组成产品的各种可能形式），检验组合元是否能形成各种预定的组合，最后设计组合元并制定相应的标准。在这一过程中，除确定必要的结构形式和尺寸规格系列外，拼接配合面的统一化和组合单元的互换性是组合化的关键。

3. **实现组合化（模块化）的一般方法** 产品组合化包括两个过程，即建立模块系统和组合形成新产品。

（1）建立模块系统：程序较多，如图 9-1 所示。

1）确定需求：产品组合化的目的是以尽可能少的品种和规格模块组合成尽可能多种类和规格的产品，以满足各种不同的需求。因此，首先要做好需求的分析，在此基础上，确定产品技术性能及主参数系列的范围，作为模块设计的依据。

2）功能分析与结构分解：在划分模块前，应对产品进行功能分析和分解，功能分析必须系统、科学合理，所提方案应符合发展趋势，具有长远的生命力或存在价值，且经济可行。

3）模块划分：是模块设计的基础，划分的模块应具有独立的功能和结构、良好的通用连接接口和很强的组合能力，能以有限种类的模块组合成大量的，满足不同需求的产品。此外还需考虑模块的大小，模块稳定性、先进性和经济性。

4）模块设计和开发：是模块物化的过程，要经过设计、加工、试验、鉴定或定型等程序保证达到预定要求。模块设计除要满足预定的功能外，还要着重考虑通用性要求，要特别注意和所有其他相关模块或专用零部件的组合能力，以及其需要传递的功能应与其相关的物理性能参数匹配。

值得注意的是，并非灾害医学救援装备的所有部分都能形成通用模块，通用模块不同于产品组（部）件，组（部）件只要求结构完整性和独立性，而通用模块不但要求结构完整性和独立性，而且要求功能独立性和通用性。

（2）组合形成新产品：通过组合过程，由通用模块、专用模块和专用零部件进行组合形成新产品，如图 9-2 所示。

组合过程包括功能分析与分解、组合设计、编制文件、设计、评审、试制、鉴定和新产品生产。

功能分析与分解和模块系统形成过程相似，所不同的是除考虑需求外，应尽量多用功能相同的已有模块，少用专用模块和零部件设计。

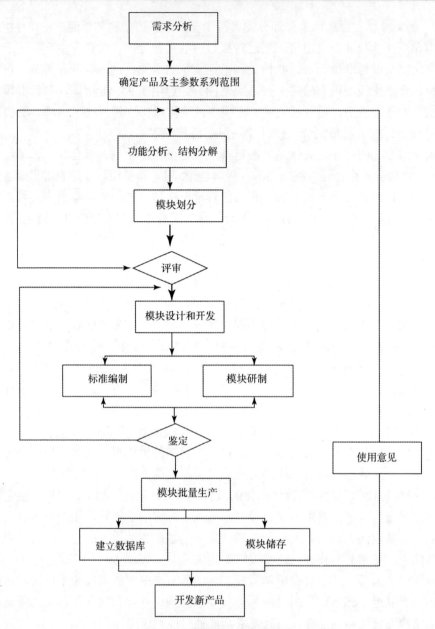

图 9-1　模块系统的建立过程

组合设计是总体方案设计，是一个多因素综合权衡的过程。综合就是创造，组合设计也是一个创造的过程，组合设计要确定对专用模块和专用零部件的设计要求，合理地规划模块的布局和连接，保证符合新产品的功能要求，既不欠缺，又不冗余。

功能分析与分解、组合设计、模块选用、专用模块和零部件设计等活动是一个反复迭代的过程，也是一个反复综合、协调、权衡的过程。

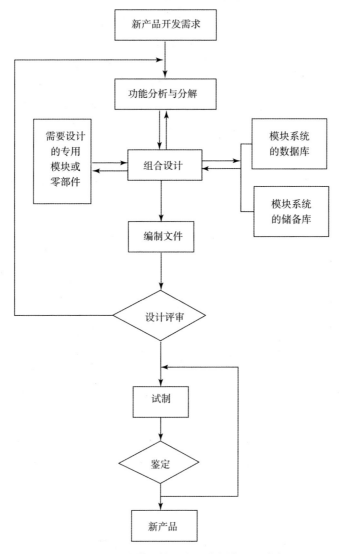

图 9-2　由通用模块等组合形成新产品的流程

二、开展"三化"工作的基本原则和要求

（一）基本原则

开展"三化"工作是事关我国灾害医学救援装备现代化建设的大事，一定要从国家整体利益出发，树立全局观念，积极开展协作和协调，只有这样才能搞好"三化"工作，发挥"三化"的作用。

1. 技术创新与继承相结合　灾害医学救援装备的研制是继承与创新相结合的过程，是综合新技术和现有科学技术成果的过程。创新与继承相互支持，互为动力，继承是措施，发展才是目标。继承可减少劳力、节约经费、节省资源，为支持创新创造条件，创新是继承的目的和结果。对于"三化"成果本身，也要创新与继承相结合，不断发展和完善，只有这样才能创造更先进的成果。

2. 密切配合，搞好协调 "三化"工作是一项复杂的系统工程，涉及技术、经济、管理等各方面，需要科研、生产、使用各部门之间的密切配合，协调好众多单位和专业间的关系，充分调动和发挥各部门及有关从事管理、设计和标准化的工作人员的优势和积极性，确保"三化"设计思想贯穿于产品研制的各个阶段。这样才能研制并生产出先进和可行的"三化"产品、使"三化"产品得到推广使用，产生实际效果。

3. 与具体装备型号研制相结合 开发"三化"产品一般需投入较大的人力、物力、财力。选择好"三化"优先对象是十分重要的，在灾害医学救援装备中进行"三化"工作时，应推行基本型研制，继承发展的思路，确定将具有良好的经济效益，能带来较高的军事价值的具体产品作为选择对象，同时应考虑技术上是成熟可行的，在相当长的一段时间内不会有大的变化，这样就可以有足够的资源保障。被选择的"三化"对象还应有适应性强、应用广泛、需求量大、费用可承受等特点。

4. 走基本型派生发展的道路 灾害医学救援装备走基本型派生发展的道路是"三化"发展的方向、是行之有效的技术途径。所谓基本型派生是在对某类复杂灾害医学救援装备进行综合分析、论证的基础上，有目的地将其设计成固定部分、准变动部分、变动部分，集中力量研制一种基本型的装备，然后，以该装备为基础，通过设计、研制、更改准变动部分和变动部分，派生形成满足各种需求的装备。其概念可用图 9-3 表示。

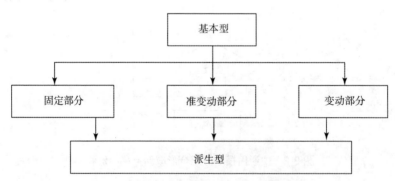

图 9-3　由基本型形成派生型

走基本型派生发展的方法，一是利用"三化"方法和继承性原则，将固定部分继承，通用到派生型，将准变动部分进行部分更改、部分继承、通用到派生型；二是利用预先规划产品改进技术，为变动部分和准变动部分留有充分的接口和派生的空间。

（二）树立系统思想，开展"三化"工作

1. 广泛开展"三化" 灾害医学救援装备门类复杂、品种较多，装备体系层次结构不同，开展"三化"工作的内容应各有侧重。但都有其共同的基本任务，即在各层次和系统开发和建立通用的"三化"资源，开展产品"三化"论证、设计。其

范围可归纳如下。

（1）系统、分系统：灾害医学救援装备在系统、分系统层次应尽可能走基本型向派生型发展的道路，通过组合化、选用通用的分系统和设备来满足不同的需求，具有重要意义。例如，对于卫生技术车辆和医用方舱来说，通过统一车厢设计、车内环境设计、车（厢）内设施组合化配套性设计，才能取得较好效果。

（2）设备、组件：对于设备这一层次应尽量开发和使用通用的、定型的设备或同类装备通用的设备和组件，在设计设备、组件时，要选用通用化、系列化的零部件或按组合化途径设计的新产品。外购设备、组件应采用系列化的产品，确保来源渠道畅通。

（3）零部件：尽可能通用化、系列化，可在同类装备中使用。在零部件设计中，要选择通用的结构、尺寸，以及通用材料及其品种、规格，以简化工艺、生产和原材料供应。

2. **在全寿命周期各阶段推行"三化"** 灾害医学救援装备逐步实行全寿命管理是灾害医学救援装备科学管理的重要目标之一。在灾害医学救援装备全寿命期各个阶段有目的、有目标地推行"三化"是实现这一目标的基础性建设工作，意义重大。

（1）立项论证阶段：立项论证应进行"三化"总体研究，在提出灾害医学救援装备研制总体技术方案和战术技术指标要求时应提出"三化"总体要求和选用现有"三化"成果的要求，制定必要原则。

对于新立项的系列产品应查询现有产品的数据库，检查是否有可直接采用或经过适当的更改后即可采用的资源。

该阶段要以系统及配套的分系统或设备为重点，综合地推行"三化"。

（2）方案设计阶段：主要根据上一阶段提出的"三化"要求在工程研制方案报告中论证和确定"三化"的目标和任务，确定实施途径和采用资源，编制标准化综合要求。该阶段要以配套分系统或设备为重点。

（3）工程研制阶段：主要是落实和实施研制方案的目标和任务，通过标准化管理，在设计、试制、试验中确保"三化"要求的实现。

（4）定型阶段：主要检查在研究任务书、新装备标准化综合要求中提出的"三化"目标和要求是否实现，提出标准化审查报告。

（5）生产阶段：组织"三化"产品的生产，促使"三化"产品商品化。

（6）使用维护阶段：对试验或装备品实行改造或改进，对需要淘汰或落后的装备或产品实施退役处理。从提高维修性和可靠性出发，提出改进设计和进一步提高"三化"程度的建议。

（7）加强实施监督作用：产品"三化"的实施是一个从开发"三化"资源到组织"三化"产品设计、生产和使用的全过程。其中的关键是研制各阶段是否贯彻"三化"原则，是否按"三化"要求充分利用现有资源，是否按系列型谱设计、研制、发展新产品。因此加强对"三化"实施监督对完成"三化"任务、发挥"三化"的作用具有重要意义。同时制定切实可行的政策和法规制度，使"三化"工作有章可循，有法可依，从而为实现程序化和规范化的目标提供保证。

参 考 文 献

傅征. 2004. 军队卫生装备学. 北京：人民军医出版社.

国防科工委标准计量局. 1996. 武器装备的通用化、系列化、组合化（模块化）宣传材料. 北京：
国防科工委军标出版社.

顾建儒，张美进， 2010. 应急医学救援与装备保障. 北京：国防大学出版社.

李宗浩，2013. 中国灾害救援医学. 天津：天津科学技术出版社.

李宗浩， 2013. 紧急医学救援.北京：人民卫生出版社.

孙景工，王运斗，2016. 应急医学救援装备学. 北京：人民军医出版社.

吴太虎，王运斗，何忠杰，2012. 现代院前急救与急救装备. 北京：军事医学科学出版社.

王一镗，刘中民. 2013.灾难医学理论与实践.北京：人民卫生出版社.

许敏，尹乃春，2013. 城市危机管理. 北京：清华大学出版社.

张晓康，于洪敏，侯娜，等，2009. 装备体系基本概念辨析.兵工自动化,28(8):23-31.

GB/T 24438.1—2009. 自然灾害灾情统计. 第 1 部分：基本指标.